U0236213

主编 ● ［日］SHINYOU·GESUI研究会

日本SHINYOU·GESUI研究会成立于1998年，后隶属于NPO（Non-Profit Organization意为"非营利组织"）日本下水研究会。大约每3个月举办一次有关厕所和下水道的讲座，交换粪便和厕所等信息。会员有座便设计师、粪便处理研究员、下水道和清扫管理机构人员、卫生纸研究员、教育界人士、造纸公司人员等20多名会员。为了推广研究会的活动成果，在《都市与废弃物》（环境产业新闻社）上连载"山南海北的厕所故事"，并刊登在研究会官方网页上。

编 ● ［日］儿童俱乐部
（石原尚子，关原瞳）

"儿童俱乐部"在游戏、教育、福祉、国际交流等领域，策划和编辑与儿童有关的书籍，迄今已出版1000多种作品。

文 ● ［日］TANAKA HIROSHI

绘 ● ［日］UNO KAMAKIRI

1946年出生在日本爱知县。最初在日本电视台从事动漫绘制工作，后来作为插画家独立。在《平凡PUNCH》等各种媒体上发表以讽刺漫画、幽默漫画为主的单幅漫画。2009年担任《读卖新闻》"政治漫画"绘者，代表作有《Ki》《落画》系列等。1979年获日本漫画家协会奖·优秀奖，1991年和2011年获该奖的大奖。曾荣获荷兰漫画艺术节第2名，马其顿漫画世界展大奖等。2016年至今为日本漫画家协会常务理事、"我的八月十五日会"评议员。

译 ● 唐亚明

资深绘本编辑、作家、翻译家，出生于北京，毕业于早稻田大学和东京大学研究生院。1983年应"日本儿童绘本之父"松居直邀请，进入日本著名的少儿出版社福音馆书店，成为日本出版界第一位非日本籍的正式编辑，之后一直活跃在童书编辑的第一线，编辑了大量优秀的绘本，并获得各种奖项。主要著作有小说《翡翠露》（获第8届开高健文学奖励奖）、绘本《哪吒与龙王》（获第22届讲谈社出版文化奖绘本奖）、绘本《西游记》（获第48届产经儿童出版文化奖）等。他曾作为亚洲代表，任意大利博洛尼亚国际童书展评委，并任日本儿童图书评议会（JBBY）理事。现于日本东洋大学和上智大学任教，为中日两国读者翻译和创作了许多童书作品。

科学审核 ● 潘力军

医学博士，研究员，中国疾病预防控制中心环境所环境健康防护室主任。研究方向为：水处理技术、农村环境卫生技术和公共场所卫生技术研究。参加卫生部"十一五"科技支撑等国家重大、重点课题，参与《公共场所卫生指标及限值要求》和《农村户厕卫生标准》等10多项国家标准的制修订。自2020年1月以来，参加新冠肺炎疫情防控，作为一线队员参与了北京新发地农集贸市场疫情现场处置工作，负责制定了WS 696-2020《新冠肺炎疫情期间办公场所和公共场所空调通风系统运行管理卫生规范》。

摄影协助

日本东京都大田区立乡土博物馆、佐世保清扫株式会社、关野勉、司纸业株式会社、牧制纸株式会社、日本东京都下水道局、深川江户资料馆、日本若狭三方绳文博物馆、和歌山县、joyphoto.com、TOTO株式会社、株式会社Baygrant/PIXTA
©Rasoul Ali、©Spvvkr I Dreamstime.com
©aygulchik99、©tolgatezcan-Fotolia.com

封面照片

• 摩亨佐·达罗遗址的厕所：
  joyphoto.com
• 江户时代的移动式马桶：
  大田区立乡土博物馆
• 无水箱西式座便：
  TOTO株式会社
• 以弗所遗址的厕所：
  ©tolgatezcan-Fotolia.com
• 杯型马桶以及书型椅子式马桶：
  《欧洲·厕所博物馆》（LIXIL出版）

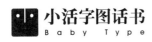

如厕卫生课堂

1 洗屁股的习惯出现了！

起源·历史·技术的变迁

[日] SHINYOU·GESUI研究会 / 主编　　[日] 儿童俱乐部 / 编　　唐亚明 / 译

潘力军 / 科学审核

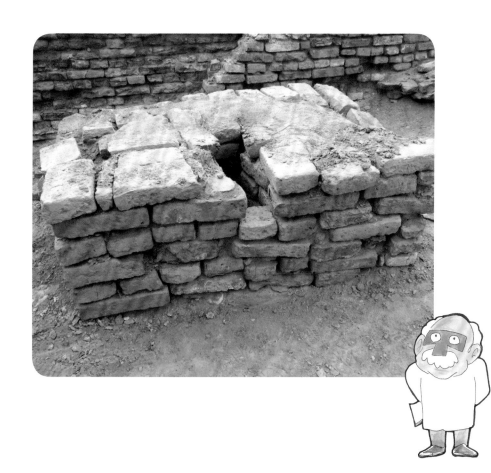

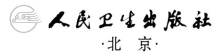

人民卫生出版社
·北 京·

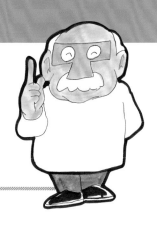

小厕所　大世界

韩启德

中国科学院院士　病理生理学与药理学家

谈起厕所，恐怕我们很多成年人觉得这是难登大雅之堂的话题，也就很少与孩子们交流关于厕所的事情。不过有一句话说：文明并非从文字开始，而是从第一个厕所的建立开始的。正如这套书所展现出来的，厕所的历史、文化与科技不仅与一个国家的经济发展、百姓的生活水平息息相关，同时也与各个国家的文化和习俗有着密切的联系。这本书虽然是给小朋友看的，我相信就是做父母的看了，也有大开眼界之感。可谓"小厕所，大世界"。

厕所的话题，应该包括密不可分的两个方面，一个是厕所的演变和发展，一个是如厕习惯的养成以及与健康关系的认知进步。回望过去的 200 年，在改善人类健康状况的各种因素中厕所改革排名第一。可谓"小厕所，大事情"。

厕所发展到今天是人类在付出极为惨重的代价后才不得不重视和面对的，从第一个厕所产生到如今遍及家家户户，是人类在公共卫生与生活健康领域取得的巨大进步。也许我们难以想象在中世纪的欧洲，人们会把粪便直接倾倒在城市的街道上；难以想象现在世界上还有很多人没法用上干净卫生的厕所；难以想象人类为了合理地处理粪便，付出了怎样的智慧与努力，可谓"小厕所，大学问"。

作为一名医学工作者，我常常在想，人类千百年来积累沉淀下来的健康智慧，如何讲给我们的孩子听呢？我们大人该如何将厕所这件看似是不起眼的小事，但其实是亿万人的大事讲给孩子们听呢？少年儿童的健康发展，离不开良好的个人卫生习惯的培养，而培养卫生习惯很重要的一个方面，就是要解答孩子有关卫生方面的"为什么"。要从小养成健康习惯，建立健康生活方式，科学如厕是其中重要的一环，本书为此提供了非常好的建议。据统计，每人每天要大概花费 15 分钟在"如厕"上，人的一生，大概有两年时间是在厕所中度过的。正因为人人都要上厕所，因此，通过这样的话题给孩子们讲述知识是非常有效的。

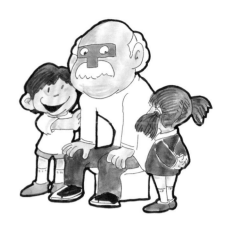

习近平总书记曾指出："民生存在于每一件小事，亿万人的小事就是一件大事。""厕所问题不是小事情，是城乡文明建设的重要方面，不但景区、城市要抓，农村也要抓，要把它作为乡村振兴战略的一项具体工作来推进，努力补齐这块影响群众生活品质的短板。"随着经济社会的飞速发展，我国城乡厕所条件也有了根本性的改善。我们不仅要继续不断改进厕所条件，而且要在全民就厕卫生习惯上取得更大的进步，而习惯需要从小养成。

在众多的少儿绘本里，我关注到优秀的健康绘本并不多，能有效引导孩子健康思维的绘本就更少了。我们大人很容易忽略这些日常的琐事与健康大环境的关系，身边的事物不经思考和推敲就习以为常，那就错过了生命中极为重要的乐趣——发现和溯源，而孩子却有天然的这样的能力，能深刻地发现这些乐趣。本套绘本内容丰富有趣，精打细磨，图文精致，适合儿童心理，是一套难得的儿童健康教育绘本。希望它能惠及更多家庭，惠及社会。

这套书是从日本翻译过来的，很多地方值得我们学习。我希望我们国家也能有更多优秀学者潜心投入少儿科学传播工作，以更加深切的爱心、更加深入的思考、更加精湛的技艺，早日创作出更多优秀的关于少儿健康的科普作品。

徐光烨

2021 年 1 月

世界上有趣的厕所大集合

不同的时代，不同的国家，不同的厕所。
我们从照片上看看世界上各式各样的厕所吧。

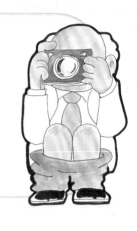

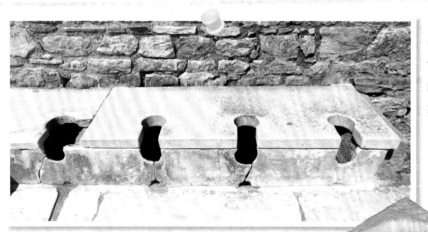

土耳其

古罗马时代（前753—公元476）遗址里的公共厕所。人们坐在横长型石板的洞上大便。

埃及

这是在距今大约3400年前的埃及遗址里发现的厕所便座（模型）。人们在石板上凿出钥匙孔状的洞，下面放上罐子，存放粪便。

照片：日本东京都大田区立乡土博物馆

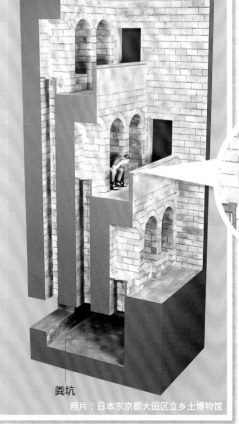

粪坑

照片：日本东京都大田区立乡土博物馆

英国

13世纪前后英国城堡里的厕所（模型）。各楼层分别有4个便座。排泄物通过便座底下的管道流进下面的粪坑。

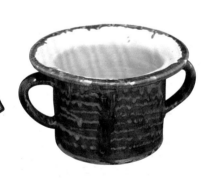

奥地利

19世纪在奥地利使用过的茶杯型马桶。装满大小便后，搬到室外扔掉。

4

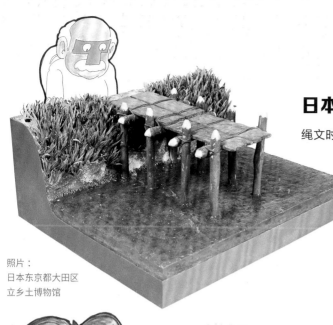

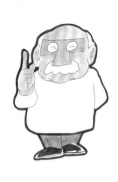

日本

绳文时代（前12000—前300）的鸟滨贝冢（现在位于日本福井县若狭町），里面的栈桥式厕所（模型）。当时的人们蹲在桥上，伸出屁股大便。

照片：
日本东京都大田区
立乡土博物馆

和现在的厕所
一点儿都不一样啊！

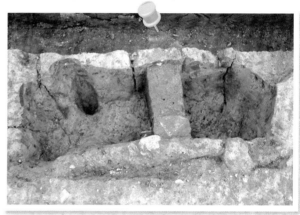

照片：日本公益财团法人向日市埋藏文物中心

日本

奈良时代（710—784）末期的长冈京（现在位于日本京都府向日市）遗址中，发现了厕所遗迹。在长方形的洞穴上铺上石板，被称为"土坑式厕所"。

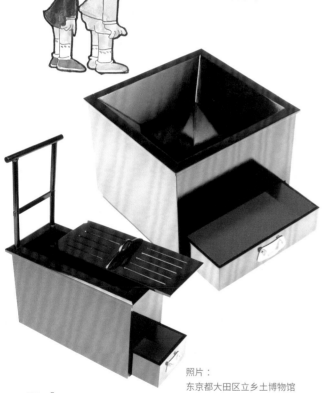

照片：
东京都大田区立乡土博物馆

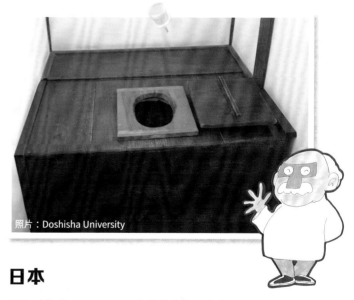

照片：Doshisha University

日本

江户时代（1603—1868）的将军在城堡里使用过的移动式马桶（模型）。左下为大便用，右上为小便用。马桶嵌入榻榻米（草席）的房间里，将军不在时，取出积存在抽屉里的粪便。平安时代（794—1192）的移动式马桶——"桶箱"，与这个大便用马桶形状相同。

日本

明治时代（1868—1912）的教育家新岛襄家中的木制厕所。这是日本现存最早的西化坐式厕所。

前言

你们有过这样的经历吗？走在外面时突然想上厕所。有时是在野外郊游，或是在海里游泳，可是哪儿都没有厕所！不得已，只好就地解决。其实，人类"处理粪便"，最早就是"随地大小便"。

在很早很早以前，人类生活在原野或山间，后来逐渐建立了村落。

那就不能随地大小便了，不仅臭气熏天，一脚踩在屎上多恶心呀！所以，人们学会了在固定的地方大小便，那地方就是厕所！

在人口少的时代，人们任由大自然处理粪便，也不会造成环境污染，但是随着时代发展，人口增多，城市出现以后，就不能那样做了。处理粪便成为与环境和卫生有关的大问题。后来，出现了马桶，马桶的形状和厕所的样式在不断变化。

在日本，从绳文时代前期的鸟滨贝冢发掘出了许多粪化石和木桩痕迹。由此可知，当年人们是从栈桥上伸出屁股大便的（栈桥式厕所）。

把大便拉到水里，按现在的说法是"水冲厕所"。至今在环太平洋地区，仍然可以看到这种厕所。

在奈良时代（710—784），日本人称厕所为"厕"。据专家考证，语源大概来自"川屋"（在河上盖的小屋）。日语的"厕"与"川屋"发音相同。

现在说了一点儿"厕所的故事"，是不是很有意思呢？可是，厕所不光有意思，如果你调研一下，会发现厕所背后有许多问题值得我们思考呢！比如厕所的技术发展，各国在文化上的差异，环境与卫生、保健等各种问题……

那么，请大家认真阅读这套丛书的❶❷❸册，成为"厕所博士"吧。

❶洗屁股的习惯出现了！
　起源·历史·技术的变迁
❷用纸擦？用水洗？！
　加深对不同文化的理解
❸大便其实也重要！
　环境·卫生·保健

　　你也可以把"厕所研究"作为学校自主研究的课题呀！

儿童俱乐部 TANAKA HIROSHI

目录

本书的用法

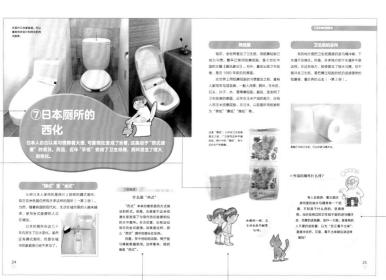

大标题

明确易懂的标题，简单说明这两页的内容。

珍贵的照片和插图，补充说明书中内容，帮助读者从形象上理解。

了解更多！

介绍多样的信息，使读者深刻理解书的主题。

想想看吧！

厕所博士提出建议，让大家深度思考。

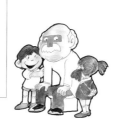

厕所博士和两个小孩，帮助你研究厕所。

伊拉克现存的美索不达米亚文明的神殿。

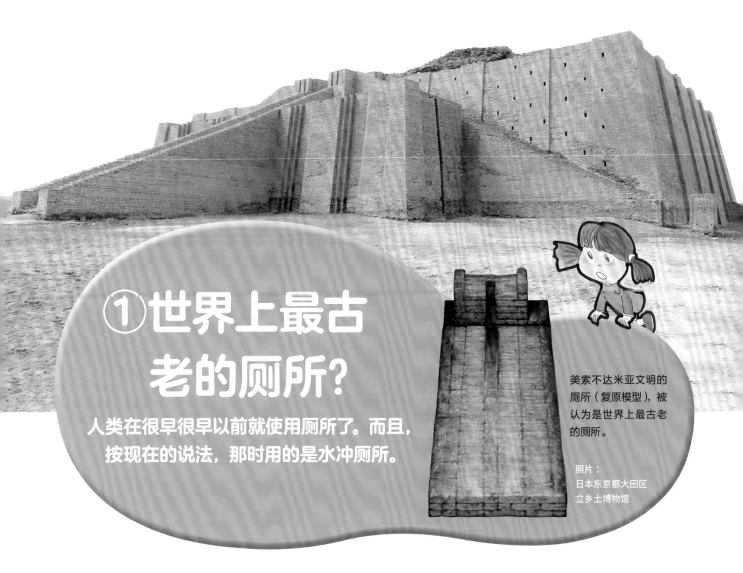

①世界上最古老的厕所?

人类在很早很早以前就使用厕所了。而且，按现在的说法，那时用的是水冲厕所。

美索不达米亚文明的厕所（复原模型），被认为是世界上最古老的厕所。

照片：
日本东京都大田区
立乡土博物馆

世界上最古老的厕所是水冲式

迄今大约 9000 年前，人类在西亚的底格里斯河与幼发拉底河流域，逐渐由狩猎和采集转为畜牧和农耕生活。那时，突然出现了苏美尔人，建立了苏美尔文明（迄今 5000 年以上）。但是，苏美尔人到底是从哪儿来的？至今迷雾重重。甚至有人说，他们也许是外星人。

他们创造的文明，被称为美索不达米亚文明。他们具有数学、历法、天文、农学等高度的知识和技术，水冲厕所是其中之一。

苏美尔人礼拜像

从现在的伊拉克东部的遗址中，发掘出了认为是迄今 4200 年前后的水冲厕所。用砖头垒成座椅式水冲马桶，大便顺着砖头下面的水槽流进河里。

译者注：美索不达米亚文明又称两河流域文明，是西亚最早的文明，主要由苏美尔、阿卡德、巴比伦、亚述等文明组成。
大河流域诞生的古代文明
• 美索不达米亚文明（幼发拉底河、底格里斯河）
• 埃及文明（尼罗河）
• 印度文明（印度河）
• 中国文明（黄河、长江）

印度文明中的发现

在晚于美索不达米亚文明的古代文明中，也出现了水冲厕所，那就是以印度河流域为中心繁荣兴盛的印度文明。

印度文明的遗迹有 1921 年发现的旁遮普地区的哈拉帕遗址，第二年发现的信德地区的摩亨佐·达罗遗址（两处遗址都在现在的巴基斯坦境内）。

从摩亨佐·达罗遗址中发现了下面照片中的厕所。与美索不达米亚文明相同，厕所下面的水流会冲走大便。这种厕所看起来像是坐式。但是，据认为人不是坐在上面，而是蹲在上面大便。

● 是蹲着？还是坐着？

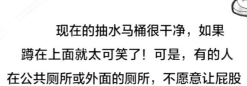

古代文明里已经有了下水道，在下水道发明之前人们怎么办呢……可以想象，人们在有河的地方大概是蹲着往河里大便，让河水冲走粪便。那么，在美索不达米亚文明遗址发现的水冲厕所，人们是怎么大便的呢？

现在的抽水马桶很干净，如果蹲在上面就太可笑了！可是，有的人在公共厕所或外面的厕所，不愿意让屁股直接接触马桶圈，会蹲在马桶圈上。你觉得这样做合适吗？

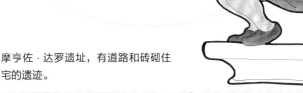

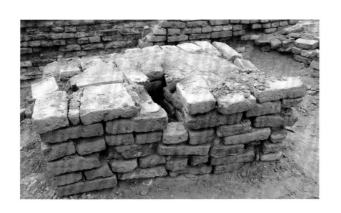

摩亨佐·达罗遗址，有道路和砖砌住宅的遗迹。

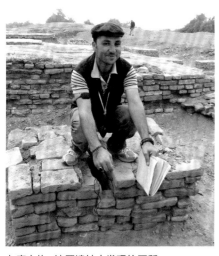

在摩亨佐·达罗遗址中发现的厕所。男性导游正在解说使用方法。

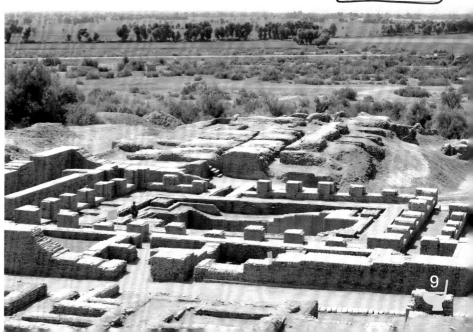

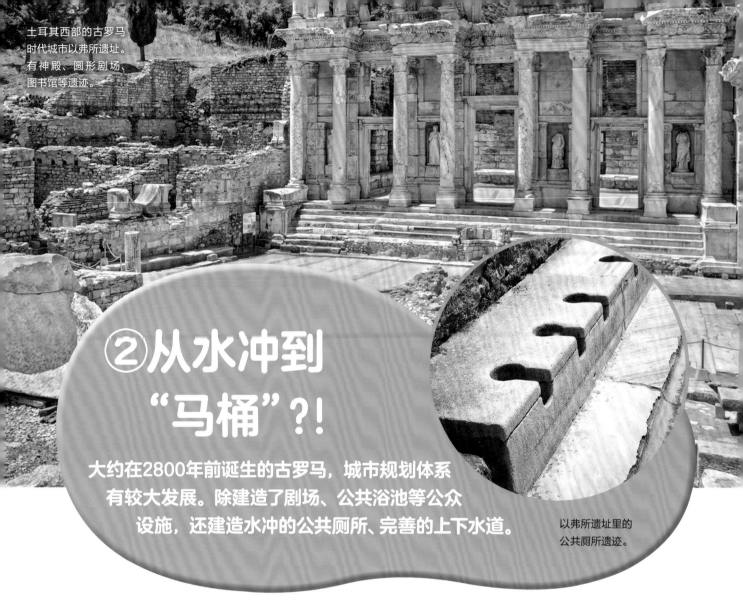

土耳其西部的古罗马时代城市以弗所遗址。有神殿、圆形剧场、图书馆等遗迹。

②从水冲到"马桶"?!

大约在2800年前诞生的古罗马，城市规划体系有较大发展。除建造了剧场、公共浴池等公众设施，还建造水冲的公共厕所、完善的上下水道。

以弗所遗址里的公共厕所遗迹。

古罗马时代

古罗马的下水道建造技术高超，厕所也很发达。据考证，在2000多年前，古罗马城建设了大量的公共厕所，有1000座以上。当时的下水道不仅连接公共浴池和公共厕所，还连接着市民的住宅，生活污水经由下水道流进台伯河。

在土耳其西部的古罗马城市以弗所的遗址里，原封不动地保留着公共厕所的遗迹，横长型的石板上开着几个洞。据考证，当时的人们坐在上面大便，洞下有流水，冲走大小便，另外，脚下还有流水的水槽。这比美索不达米亚文明和印度文明中的厕所卫生多了！据推测，当时人们把海绵浸在脚下的水槽里，用来擦屁股。

在意大利南部的古罗马城市庞贝的遗址中，发现了家庭住宅的厕所遗迹。宽阔的房间角落里，有3个便桶，分别是坐式、蹲式和小便池。在坐式和蹲式便桶前，有流水的水槽。由此可推测，蹲式厕所是古罗马家庭喜欢的形式。

译者注：最早的水冲式坐式厕所——据《周礼》记载，在中国的夏商时期（约前2070—前1046），大城市就有了公共厕所，根据殷墟出土的洗漱用具和牙签推测，那时人们已开始注重个人卫生。河南商丘汉墓中发现的一间石头厕所，是目前世界上最早的水冲坐式厕所。这个坐式马桶的一侧还有宽大的扶手，座便器旁发现了打磨光滑的竹片，据史料推测，竹片是用来擦屁股的。

水冲厕所消失了！

公元 476 年，西罗马帝国灭亡了。同时，从古罗马时代一直持续的厕所文化也随之消失了。在欧洲，人们上厕所又回到了从前使用马桶的方式。在中世纪，厕所的构造多是一个圆洞下面放着存放大小便的马桶，有的甚至不放马桶。那时连贵族居住的城堡都没有单独的厕所。

随着时代发展，人们觉得大便时被人看到很难为情，就尽量不让别人看到。于是，室内马桶开始普及。等马桶里的粪便存满了，再倒到外面去。

如同下面照片里的椅子上开个洞，洞里放上马桶。当年制造出了这样的椅子型马桶。

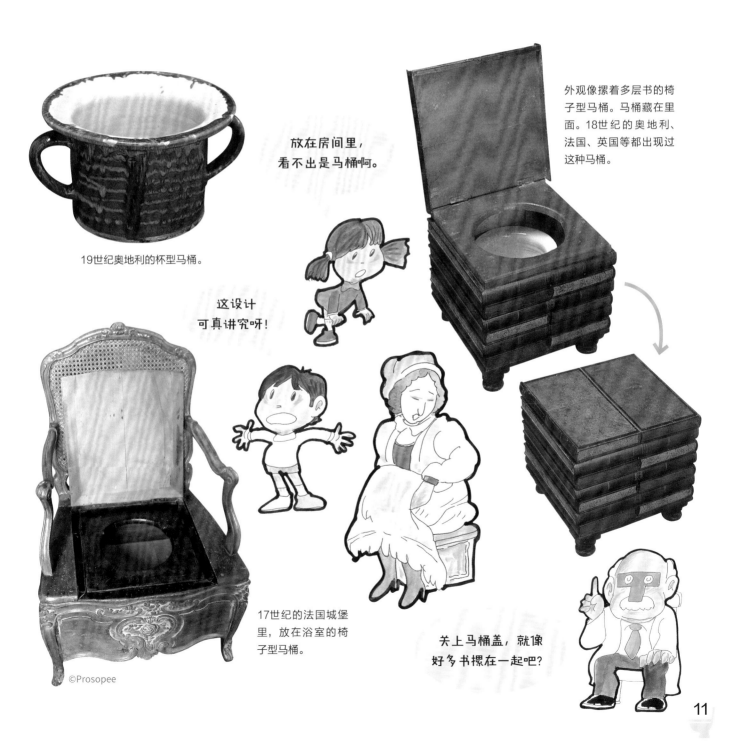

19世纪奥地利的杯型马桶。

放在房间里，
看不出是马桶啊。

这设计
可真讲究呀！

外观像摞着多层书的椅子型马桶。马桶藏在里面。18世纪的奥地利、法国、英国等都出现过这种马桶。

17世纪的法国城堡里，放在浴室的椅子型马桶。

关上马桶盖，就像
好多书摞在一起吧？

©Prosopee

11

肮脏的城市

在中世纪（一般指 476—1640）欧洲的城市里，石板路中央有较低的水槽，用于疏导雨水和排放污水。

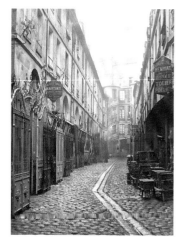

石板路中间是水槽。

在这些城市里，规定把粪便和垃圾一起，扔到固定的地方。但是，许多人不遵守规定，从窗户直接往外倒。后来只得制定法律，明令禁止乱扔秽物。

每当大雨，垃圾等顺水槽流下，堆满了石板路！据说高跟鞋和长靴就是为了不弄脏脚才发明出来的。18世纪的英国，走在这种路上要穿防护套鞋（在鞋上再穿一双鞋）。这种套鞋在当时很流行。

为了不踩到脏东西，在鞋底安上铁圈，使脚高高抬起。还有像高脚木屐那样的鞋，当时有各种样式的设计。

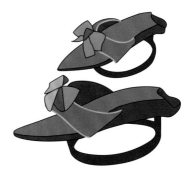

资料：维多利亚和阿尔伯特博物馆

描绘18世纪英国伦敦街景的画。人们从二楼的窗户上往下倒屎尿。

● 粪便的臭味

据说，香草和香料在欧洲发达的原因之一，是为了除去粪便的臭味。甚至有人说："中世纪欧洲的气味是粪便的气味。"当时的人们为什么要在街上乱扔秽物，使整个城市臭气熏天呢？

想想看吧！

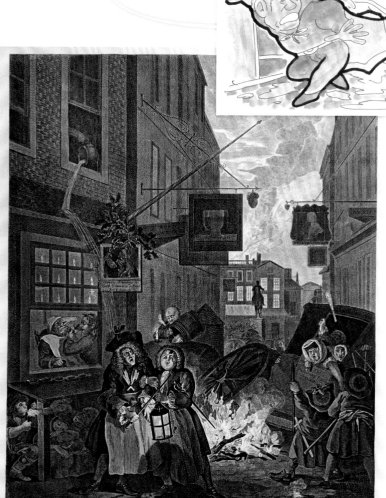

威廉·霍加斯／《一日四次：夜晚（The Four Times of Day: Night）》（1820年）
日本神奈川县立近代美术馆所藏

第一个现代式水冲厕所

前面已经说过，在很早以前的古文明遗址里，就已经发现了分布广泛的水冲厕所遗迹。在15—16世纪繁荣昌盛的印加帝国城市马丘比丘（现在位于秘鲁境内），也找到了据认为是水冲厕所的遗迹。

但是，在中世纪以后的欧洲，看不到水冲厕所。城市如左页右下图，处于极不卫生的状态。

类似现代的真正的水冲厕所，诞生在英国伊丽莎白时代（1558—1603）。当时，贵族居住的城堡已经有了浴室，可厕所却是"马桶"！

在那个时代发明水冲厕所的，是一位名叫约翰·哈灵顿的英国诗人。1596年，他发表了厕所构造的详细图解，便座上面是水箱，上完厕所后拉把手打开阀门，水就流了下来，将粪便冲进下水道。据说爱清洁的伊丽莎白一世看上了哈灵顿的水冲厕所，把它安装在位于里士满的宫殿里。但是，哈灵顿的水冲厕所在那个时代没有得到普及。

传染病大流行

在中世纪及之后的欧洲，城市人口不断增加，人们乱扔垃圾的习惯却没有改善。在这种情况下，城里的道路上堆满了秽物，卫生状况日益恶化。

从14世纪起，鼠疫和霍乱等传染病流行开来。其中英国伦敦因鼠疫死亡的人数，1625年为4万人，而在1665年达到10万人以上。

其原因之一是城市下水道系统不完善（关于这一问题，请参照本系列第3册《大便其实也重要！环境·卫生·保健》）。

了解更多!

"凡尔赛宫里没有厕所"

据传在17—18世纪的法国，有"凡尔赛宫里没有厕所"的说法。其实准确地说，是"没有国王的臣仆们使用的常设厕所"。国王和王妃有水冲厕所（如右边的照片）。臣仆们使用的是临时的椅子型便桶（座椅式马桶）。当附近没有马桶时，就在建筑物的角落或庭院里大小便。

女性的处境与臣仆相同。在中世纪，妇女们身着名为"箍裙"的裙子，胸部以下又宽又大。大家想一想，穿上这样的裙子方便解手吗？

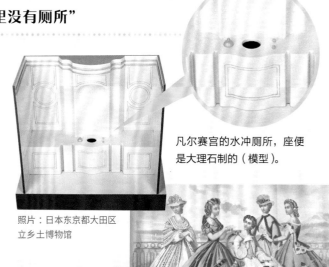

凡尔赛宫的水冲厕所，座便是大理石制的（模型）。

照片：日本东京都大田区立乡土博物馆

身穿箍裙的妇女。

③日本最古老的厕所?

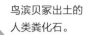

鸟滨贝冢出土的人类粪化石。

日本福井县立若狭历史博物馆所藏

日本列岛是从什么时候开始修建厕所的呢?准确的年代不清楚。但是,从绳文时代的贝冢中发现了粪化石(大便的化石)。由此可见,那时已经有了厕所。在弥生时代(前300—公元250),有了下水道。

绳文时代的住宅(复原)。

栈桥式厕所

在日本福井县的三方湖附近,发现了鸟滨贝冢,从周围出土了许多粪化石。由此可以推测,那里也许有过厕所。从现场情况来看,当时人们是从栈桥上伸出屁股往河里拉屎的。("栈桥式厕所")也许那就是日本列岛最早的厕所吧。

厕所的洞穴

绳文时代之后,公元前3世纪起至公元3世纪前后是弥生时代。从这一时代的遗址中发现了类似下水道的遗迹。

另外,在弥生时代大约300年后的飞鸟时代(593—710)的藤京原遗址(现在位于日本奈良县橿原市)中,从长160厘米、宽50厘米、深40厘米左右的洞穴里,发掘出了用于擦屁股的木片,从洞穴的土中还检测出了寄生虫卵,可以得知这是厕所遗迹(土坑式厕所)。遗迹中有4根木桩,据认为,当时人们是在木桩上搭木板,蹲着大便。这种土坑式厕所,在奈良时代的长冈京(现在位于日本京都府长冈京市)遗址里也被发掘出来。

大便后,用来擦屁股的木片。

©Chris73

藤原京(现在位于日本奈良县橿原市)的厕所复原模型。

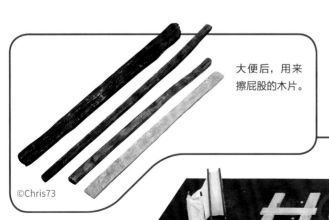

照片:日本东京都大田区立乡土博物馆

厕与川屋

到了奈良时代，人们管厕所叫"厕"。据认为，语源来自"川屋"（意为在河边搭的小屋。在日语中两者发音相同）。这种厕所里特别有名的是"高野山式厕所"。

高野山（现在位于日本和歌山县）是人约1200年前弘法大师 [空海和尚（774—835），804—806 赴唐朝近 3 年] 开办的佛教密宗真言宗修行道场。现在，高野山是佛教圣地，矗立着各式庙宇和佛塔。从前，高野山的厕所里没有马桶。厨房和浴室用过的水流到厕所下面，把粪便冲到河里。

第二次世界大战结束后，日本各地仍在使用高野山式厕所。

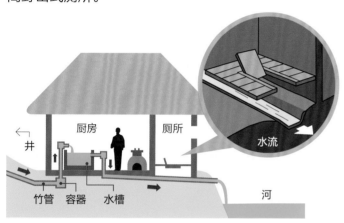

参考：《住宅的火和水》

了解更多！

"去高野山"

有些日本人管厕所叫"高野山"，不直接说"我去上厕所。"而婉转地说："我去高野山。"高野山的僧侣称剃头为"落发"，还把"落发"说成"落纸"（以前厕所用纸被称为"落纸"），因为日语中"落发"与"落纸"发音相同。在高野山上，直到近年还有"高野山式厕所"，所以把上厕所说成去高野山也是不奇怪的。

日本也有"马桶"！

在平安时代（794—1192），贵族住在宫殿式的建筑里，里面没有特定的厕所，大便使用名为"桶箱"的移动式马桶，便后由佣人把粪便倒到外面去。

了解更多！

古代长卷中的景象

从日本国立国会图书馆收藏的古代长卷的局部，可以看到平安时代后期至镰仓时代（1192—1333年）初期的社会风貌。画中有正在野外大便的人。大便的地方很脏，堆满了秽物，大便的人为了不弄脏脚，穿着高脚木屐。

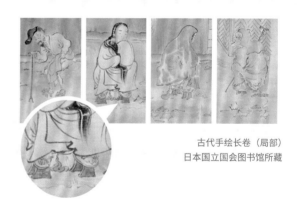

古代手绘长卷（局部）
日本国立国会图书馆所藏

● 马桶是厕所吗？

想想看吧！

厕所是拉屎撒尿的地方。
如果不在特定的地方拉屎撒尿，就不能称之为上厕所。虽然马桶被称为"移动式厕所"，但不是特定的地方，所以不是真正意义上的厕所。上面画里的地方，可以说是厕所吗？想想看吧！

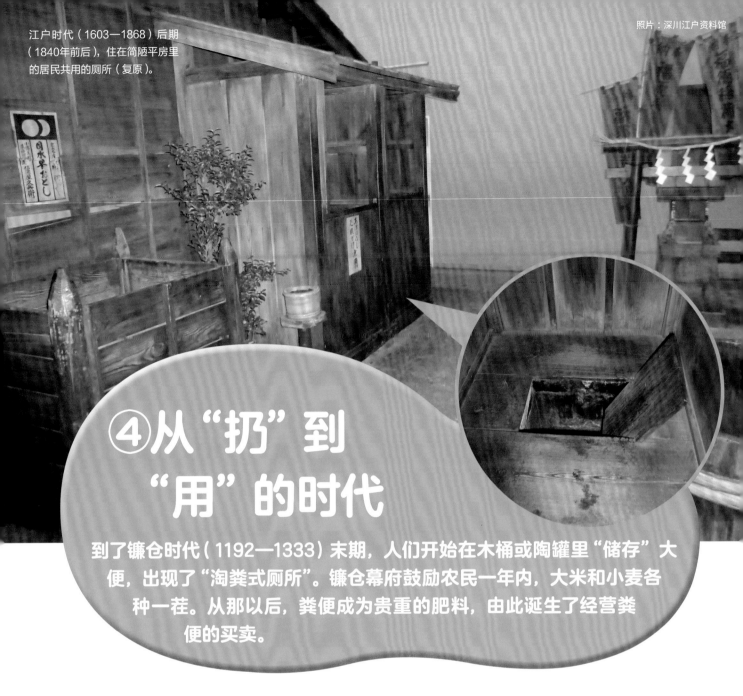

江户时代（1603—1868）后期（1840年前后），住在简陋平房里的居民共用的厕所（复原）。

④从"扔"到"用"的时代

到了镰仓时代（1192—1333）末期，人们开始在木桶或陶罐里"储存"大便，出现了"淘粪式厕所"。镰仓幕府鼓励农民一年内，大米和小麦各种一茬。从那以后，粪便成为贵重的肥料，由此诞生了经营粪便的买卖。

江户时代的粪便买卖

往庄稼地里撒粪便，庄稼就长得好！为此，到了江户时代（1603—1868），农民宁肯花钱买，也要弄到粪便。在这种情况下，出现了淘粪卖给农民的商人。用于肥料的屎尿可以卖出高价。

在江户（现在的日本东京）、京都、大坂（现在的日本大阪）等人口密集的城市，集体住宅（简陋的平房）里建起了公共厕所，出现了收集屎尿卖往农村的商人。

粪便的有效利用方式被迅速普及。城市和农村通过粪便与农作物（大米和蔬菜等），建起了相连的"废物再利用"循环系统（→第3册）。

江户时代的日本，粪便不再是"废物"，而是有价格、能交易的"贵重商品"。

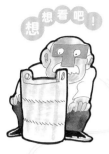

● 卖粪便得到的钱是谁的?

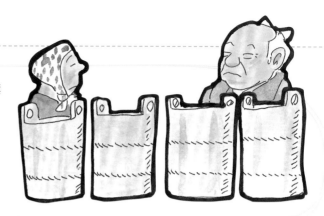

在江户时代,是谁收取卖粪
便得到的钱呢?是拉粪便的人,
还是存粪便的人,即集体住宅的房东?
据说,在江户时代,那些钱都被房东拿走了。
我们想一想那是为什么吧!

了解更多!

屎尿的价格

在江户(现东京)的集体住宅里,假设有20
个大人生活,那么卖公厕粪便所得的收入,一年
约1两(31.25克)到1两2分(31.875克)白银。
不仅是屎,尿也很畅销。特别是京都和大坂,大
便处与小便处分开,厕所里放有尿桶。关西地区
比关东地区更重视尿。还有,社会各阶层吃的东
西不同,粪便的价格也因阶层而异。粪便的成
分——氮和磷酸盐,是肥料的重要成分。

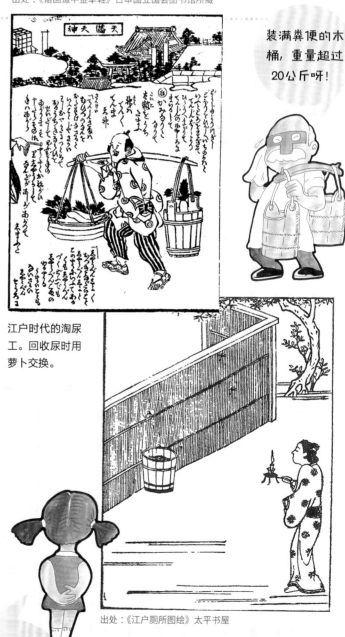

出处:《诸国道中金草鞋》日本国立国会图书馆所藏

装满粪便的木
桶,重量超过
20公斤呀!

江户时代的淘尿
工。回收尿时用
萝卜交换。

■各阶层的粪便成分比率(%)

	农民	东京市民	中等官吏	军人
水分	95.4	95.4	94.5	94.6
有机物	3.03	3.18	3.89	4.07
氮	0.55	0.59	0.57	0.80
磷酸盐	0.12	0.13	0.15	0.30
钾	0.30	0.29	0.24	0.21
碳酸钠	0.51	0.41	0.45	0.26
石灰	0.01	0.02	0.02	0.03
氧化镁	0.03	0.05	0.06	0.05
硫酸盐	0.07	0.04	0.05	0.07
氯	0.70	0.55	0.61	0.51
硅酸与沙	0.04	0.10	0.11	0.04
氧化铁与矾土	0.03	0.02	0.06	0.06

根据2008年版《环境·循环型社会白皮书》
资料:《日本明治以后的土壤肥料考 上卷》(黑川计著)

出处:《江户厕所图绘》太平书屋

江户时代连屎
尿都没浪费呢。

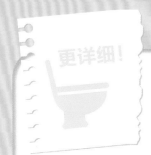

蹲式便池上有个东西

到此为止，我们看到了古代的水冲厕所，日本的栈桥式厕所，还有马桶等，大便掉落的地方只需要一个洞穴。可是，日本的蹲式便池上多了个东西。这个"东西"是什么呢？

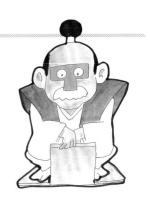

这个"东西"是前挡板

下面的照片是土耳其式便池。从前日本车站里的便池，就是参考土耳其式便池制造的。当时这种形状的厕所在日本很少见，只有车站里才有。它与一般的日本蹲式便池不同的是，没有前挡板。

从前蹲式厕所的便池，就像第4章简陋平房的厕所那样，便池前面有挡板。现在常见的陶瓷便池是半圆形前挡板。

那么，为什么要有前挡板呢？

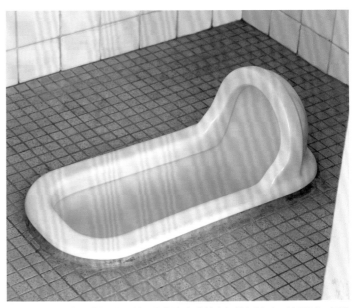

现在的日本陶瓷蹲式便池。世界上有许多蹲着大便的便池（→第2册），但这种样式比较少见。

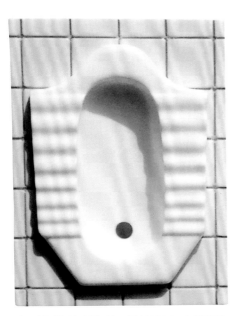

土耳其式便池（模型）。便池边平宽，两脚踩在边上，蹲下去往排水口的小洞里大便。

前挡板是日本蹲式便池的特点啊。

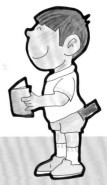

各种说法

关于日本的便池从何时开始有前挡板，目前不太清楚。有以下几种说法：

● 为了指示前后方向

为了告诉上厕所的人，面对前挡板蹲下。

便池上如果没有前挡板，不知对着哪边蹲呀！

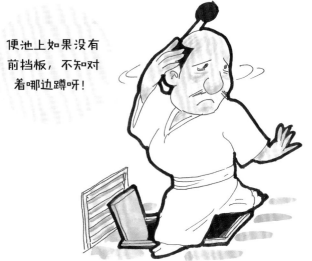

● 为了防身

上厕所时，可以防止地上的通风口里刺进来长矛和长刀。

上厕所时也不能大意啊！

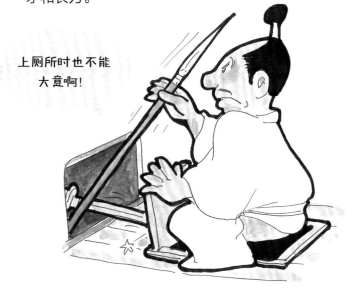

● 防止弄脏和服

平安时代的贵族女性在"桶箱"上解手时，为了不弄脏下摆长的和服，把和服下摆挂在牌坊型的木棍上。木棍逐渐进化成前挡板。

穿着"十二单衣"（宫廷妇女礼服）上厕所，真不方便。

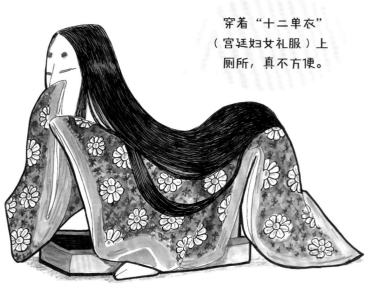

● 前挡板为什么变成了半圆形？

想想看吧！

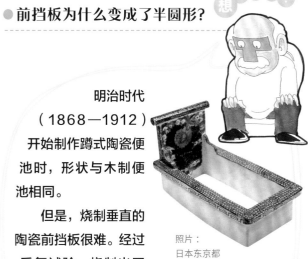

明治时代（1868—1912）开始制作蹲式陶瓷便池时，形状与木制便池相同。

但是，烧制垂直的陶瓷前挡板很难。经过反复试验，烧制出了半圆形前挡板。

照片：
日本东京都
大田区立乡土博物馆

我们想一想，便池形状变化的理由是什么呢？

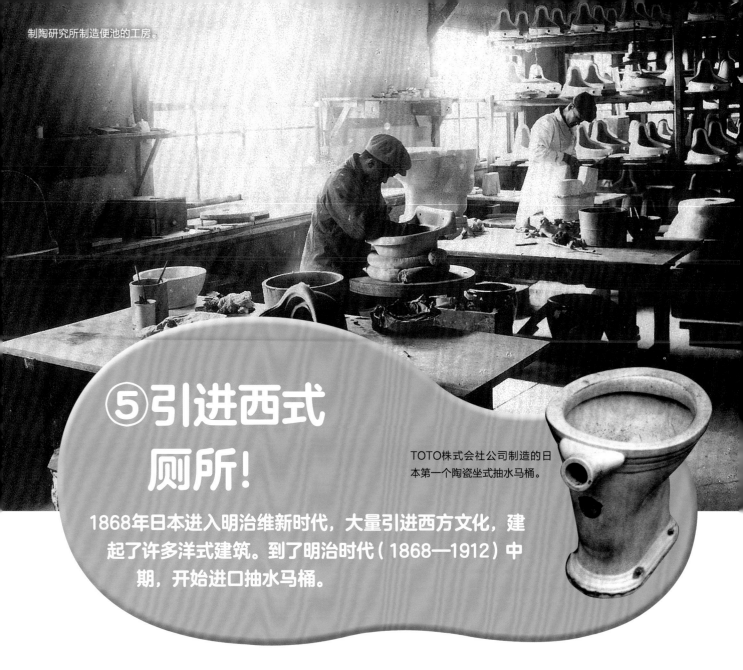

制陶研究所制造便池的工房。

TOTO株式会社公司制造的日本第一个陶瓷坐式抽水马桶。

⑤引进西式厕所！

1868年日本进入明治维新时代，大量引进西方文化，建起了许多洋式建筑。到了明治时代（1868—1912）中期，开始进口抽水马桶。

卫生陶器公司与关东大地震

日本在明治时代学习西方，开始制造坐式便池。但是，蹲式便池和坐式便池主要用木制。当时的陶瓷抽水马桶只有经过改良的进口货。

1912年制陶研究所在名古屋成立，开始研发卫生陶器。所谓"卫生陶器"，主要是便池，还有厕所、浴室等用水清洁的陶瓷制品。1914年，终于成功制造出了国产坐式抽水马桶。1917年，制陶研究所改名东洋陶器株式会社（现在的TOTO株式会社）。

在那以后，1923年9月1日，东京一带发生了关东大地震。在灾后重建时，对大小便池、洗手池等卫生陶器的需求猛然增加。

东洋陶器株式会社等公司生产的卫生陶器大为畅销。震后第二年的1924年，伊奈制陶株式会社（现在的株式会社LIXIL）成立了。

关东大地震，给日本的厕所历史也带来了巨大影响啊！

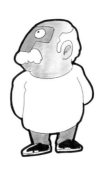

化肥的普及

在城市迅速普及卫生陶器时，农村也发生了变化，即种庄稼开始普遍使用化学肥料（简称"化肥"）。因此，往田里撒粪便的人越来越少了。

淘大粪运往农村，然后撒进农田，会带来恶臭、苍蝇繁殖等卫生问题。随着社会变化，用粪便作肥料的需求日益减少。

到了大正时代，政府鼓励使用化肥，并且淘粪费用改成居民自己负担。另外，日本各地行政部门被要求必须自行处理粪便问题。在这种情况下，人们就不再用粪便作肥料了。

结果，粪便无处可去，只好扔到海里。

后来，经过第二次世界大战，到1945年以后，日本作为战败国经历了经济衰退，农民重新把粪便当肥料。但那只是暂时的，后来就不再使用粪便了。

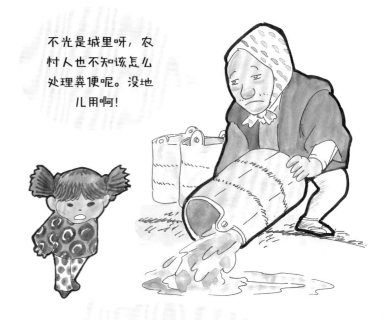

不光是城里呀，农村人也不知该怎么处理粪便呢。没地儿用啊！

在江户时代，粪便是"贵重商品"。可社会变化了，就成了"废弃物"。

● 把屎尿扔到海里对吗？

日本的一部分大城市，从昭和时代（1926—1989）初期开始往海里倾泻粪便。1950年起，这种做法扩展到全国。最初是扔进近海，随着粪便增加，病原菌污染了蛤仔、文蛤，给养殖业造成了危害。后来，开始使用大型船只运往远洋倾泻。也许谁都会觉得，怎么能往海里扔粪便呢?！但这是实际发生过的事情。为什么要这样做？请你参考下面的意见，想想看吧！

● 海潮汹涌，自净作用强大。

● 在远洋流动的黑潮（亦称"日本暖流"），是养份少的海流。当时人们认为倾泻粪便可以补充海水的营养，有助于成为鱼饵的浮游生物繁殖。

根据以上意见，日本曾把粪便倾泻到大海里。但是，日本2002年制定法律，全面禁止了这种做法。

1960年之前，用这种小型船只把粪便运到近海扔掉。

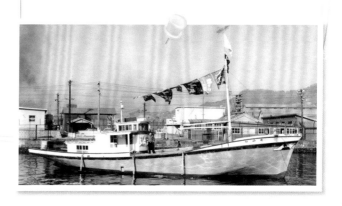

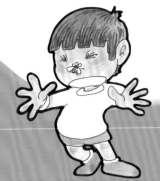

⑥驱除恶臭 和苍蝇

日本从1955年起大力兴建公共下水道，迅速普及了水冲厕所。人们从生活中驱除了恶臭和苍蝇。

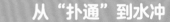

从"扑通"到水冲

在欧洲中世纪前后，从前人们把屎尿倒进河里，可是，随着城市人口增加、管理混乱，很多人直接往路上扔，城里充满恶臭，苍蝇等害虫大量繁殖，极不卫生。

与那时的欧洲不同，日本自古以来把屎尿作为农作物的肥料。江户当时在世界上也算人口多的城市，可是没有出现欧洲那样的情况。

到了明治时代，人口日益集中在东京等大城市里，处理粪便也成了日本的大问题。

1879 年，传染病霍乱在日本大流行。以此为契机，厕所卫生的重要性愈发被人们所认识。1884 年，在东京建成了日本最早的现代化下水道系统。

在那以后，又在几个城市修建了下水道。但后来由于历史原因，下水道未能马上普及到全国。

真正开始大规模建设下水道，是第二次世界大战结束以后的事情。随着战后产业迅速发展，人口日益往城市集中。

1955 年前后，工厂等往河湖里排水造成水质污染的现象愈发严重。在这种情况下，日本从 1970 年开始积极兴修下水道。

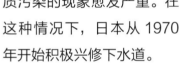

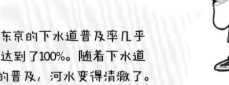

东京的下水道普及率几乎达到了100%。随着下水道的普及，河水变得清澈了。

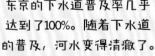

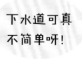

下水道可真不简单呀！

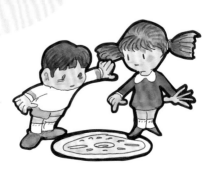

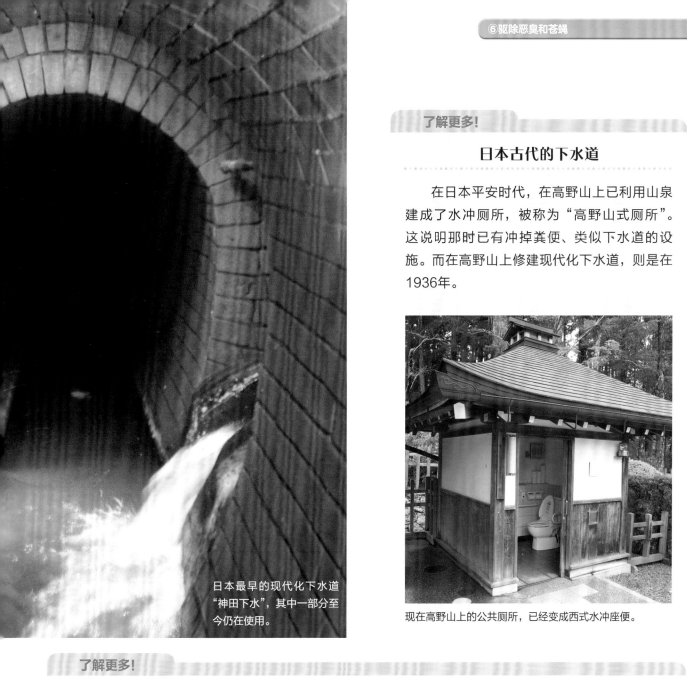

日本最早的现代化下水道"神田下水",其中一部分至今仍在使用。

了解更多!

日本古代的下水道

在日本平安时代,在高野山上已利用山泉建成了水冲厕所,被称为"高野山式厕所"。这说明那时已有冲掉粪便、类似下水道的设施。而在高野山上修建现代化下水道,则是在1936年。

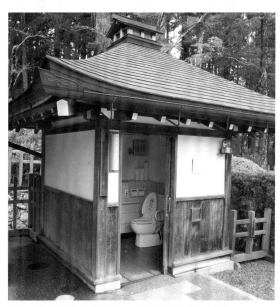

现在高野山上的公共厕所,已经变成西式水冲座便。

了解更多!

世界下水道简史

世界最古老的下水道,可以在印度文明的摩亨佐·达罗遗址(前3000—前2000)里看到。这是迄今4000多年前用砖建造的。据认为,这一下水道的作用是汇集各家的排水,使之流进河里。

1856年,英国首都伦敦开始兴建现代化下水道,留下了记录。在那以后,欧洲各国和美国也建成了下水道。日本落后大约30年建起了下水道。

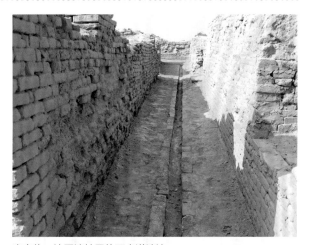

摩亨佐·达罗遗址里的下水道遗迹。

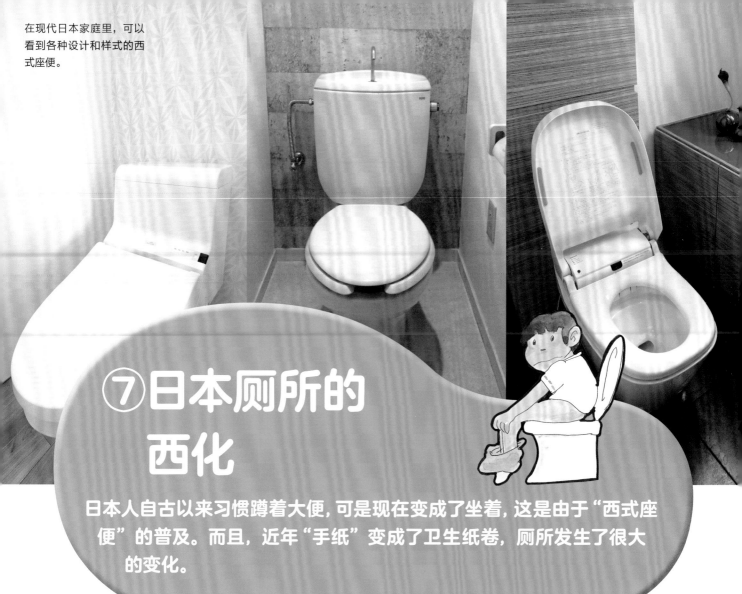

在现代日本家庭里，可以看到各种设计和样式的西式座便。

⑦日本厕所的西化

日本人自古以来习惯蹲着大便，可是现在变成了坐着，这是由于"西式座便"的普及。而且，近年"手纸"变成了卫生纸卷，厕所发生了很大的变化。

"蹲式"变"坐式"

从前日本人使用的是照片上那样的蹲式厕所，现在亚洲各国仍然有许多这样的厕所（→第2册）。当然，随着各国的现代化，生活在城市里的人越来越多，使用坐式座便的人正在增加。

日本的厕所在这几十年内发生了巨大变化。虽然还有蹲式厕所，但是在城市的家庭里已经不多见了。

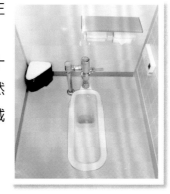

了解更多！

什么是"西式"

"西式"本来的意思是西方式做法和样式。但是，在美索不达米亚遗址里发现了与现代西式座便相似的水冲厕所。在古印度，也有近似现在的坐式座便。如果是这样，那么"西式"厕所的源头在亚洲。

但是，在中世纪的法国，椅子型马桶被普遍使用。这样看来，那的确是"西式"。

用纸擦

现在，全世界普及了卫生纸，用纸擦屁股已成为习惯。最早记录用纸擦屁股，是6世纪中国的古籍《颜氏家训》。另外，最早出现卫生纸卷，是在1880年前后的美国。

在世界上用纸擦屁股的习惯普及之前，富裕人家用羊毛或亚麻，一般人用草、树叶、玉米皮、石头、沙子、水、雪等擦屁股。据说，连发明了卫生纸卷的美国，近年在玉米产地的南方，还有人用玉米皮擦屁股。在日本，以前厕所用纸被称为"草纸""鼻纸""落纸"等。

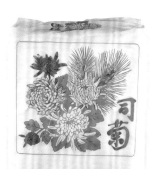

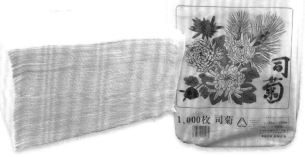

这是"落纸"。日本在卫生纸卷普及之前，广泛使用这种平铺的纸。照片中的"落纸"，至今还在生产和销售。

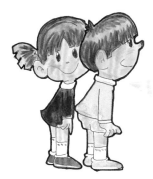

和厕所一样，卫生纸也在不断变化呀。

卫生纸的去向

有的地方是把卫生纸直接扔进马桶冲掉，下水道不会堵住。但是，许多地方的下水道并不是这样。在这些地方，即使普及了抽水马桶，但不能冲走卫生纸，要把擦过屁股的纸扔进座便旁的纸篓里，最后再扔出去（→第2册）。

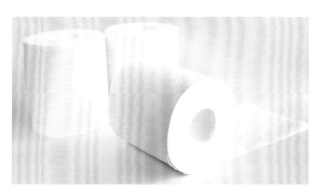

易融于水的卫生纸，可以扔进马桶冲走。

● 外国的厕所什么样？

想想看吧！

有人去旅游，看见酒店房间里的抽水马桶旁有一个纸篓，不知是干什么用的，觉得奇怪。当听说用过的卫生纸不能扔进马桶冲走，而要扔进纸篓，会吓一大跳。甚至有的人不愿扔进纸篓，以为"反正看不出来"，直接冲走吧。可是，看不出来就应该这样做吗？

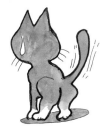

直到温水洗净马桶发明出来为止

目前日本家庭的温水洗净座便普及率已达到80%以上。研发这种座便的人想到：日本人每天要洗澡，那么在座便上洗屁股也会成为习惯。

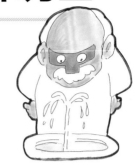

1980年出售！

1964 年，日本举办了东京奥运会。这一年，美国生产坐浴盆的公司发布了一种新产品——为痔疮患者制造的医疗用座便"水洗气垫"。

当时，一家生产卫生陶器获得成功的知名公司，注意到了这一新产品，决定进口销售。

而且，不是面向痔疮患者，而是面向爱清洁的普通日本人，但是，结果并不理想。理由之一是水温不稳，时冷时热，而且喷水的方向也不稳定。

于是，这家公司决定自己研发温水洗净式座便。1980 年，令世界惊讶的温水洗净座便开始销售。

你的肛门位置在哪儿？

研发时遇到的问题之一，是温水冲洗的位置，即肛门位置在哪儿？要找到平均的肛门位置，想出了下图那样的办法，就是坐在绷着铁丝的座便上大便！为了找到平均位置，需要大量样本。研发人员不仅拜托本公司的员工，还请他们的家属也协助试验。这使有的女职工感到厌恶，说："我无论如何不想让别人知道我的肛门位置！""这太难为情了！"研发人员认真说服了她们。经过反复试验，终于确定了日本人平均的肛门位置。

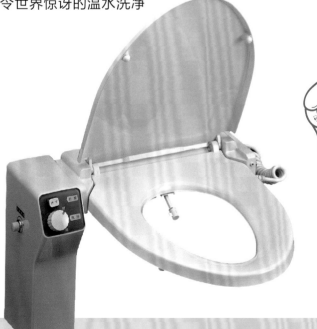

最先销售的产品
"wash Let G"。

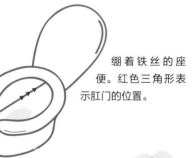

绷着铁丝的座便。红色三角形表示肛门的位置。

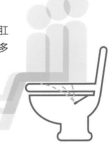

为了让温水冲到肛门，不知进行了多少次试验。

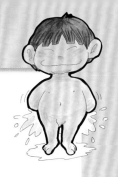

喷头怎么设计？

另一个问题是，怎么设计喷射温水的喷头呢？

如果尿屎溅到或掉在喷头上……可是喷头不在肛门下方就难以命中了。

于是，研发人员想到，是否能做到喷头只在洗屁股时出来，洗完后收起来。后来，设计出了用喷射温水的力量推出喷头，用弹簧的力量把它收回的方法。

喷射温水的角度也成问题！为了使冲洗肛门的温水不流下来弄脏喷头，喷射角应定在几度呢？经过一点点变换角度进行试验，最终把喷射角度定在了 43 度。

如何设定温度？

为了找到"舒适的水温"，进行了无数次试验。"我不喜欢水太凉""我不喜欢水太热"出现了各种意见。为了保证一定的温度，研发人员研究了水温和气温的关系。根据使用场所的不同温度，在气温零下 10 摄氏度到零上 30 摄氏度的地方反复进行了试验。

为了控制温度，要在座便上安装电路，可是电路怕水，防水很重要。于是想到了制造防雨信号灯的公司，与他们合作，引进了在电路表面涂树脂的技术。经过这些艰辛的研发，终于在 1980 年开始出售温水洗净座便。

"我也想洗屁股呀！"

"我也想洗屁股呀！"，这是厂家在 1982 年电视广告上使用的语言，引起了各方的反响，评价不太好。"吃饭时为什么宣传厕所！"人们纷纷给电视台和厂家打诉苦的电话。对于这些意见，厂家耐心解释："排泄和吃饭同样重要。"他们认真的态度得到了回报，温水洗净座便开始畅销，并逐渐普及开来。毫不夸张地说，现在，日本人大便后用温水冲洗肛门已成为习惯。

这是温水洗净座便电视广告的一个画面，观众反应强烈。图中广告词为"我也想洗屁股呀！"

了解更多！

机械遗产

2012 年，温水洗净座便 G（制造时间：1980—1983），被日本机械学会认定为"机械遗产"第 55 号。这意味着，温水洗净座便对"人们生活、文化、经济、社会、技术教育"做出了贡献。

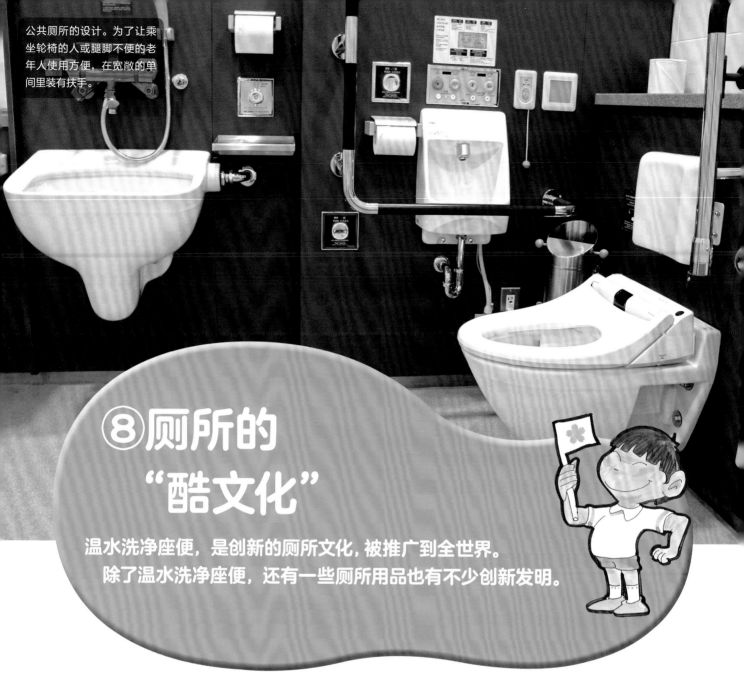

公共厕所的设计。为了让乘坐轮椅的人或腿脚不便的老年人使用方便，在宽敞的单间里装有扶手。

⑧厕所的 "酷文化"

温水洗净座便，是创新的厕所文化，被推广到全世界。
除了温水洗净座便，还有一些厕所用品也有不少创新发明。

什么是"酷文化"？

"酷文化"的"酷（cool）"不是"冷"的意思，是"帅"的意思。近年来，用"酷"来形容"独特的文化受到好评"的现象，最初指的是动漫、年轻人的时装等。现在，食品、传统工艺、家用电器等多方面的文化，都被称为"酷文化"，其中也包括厕所文化。

厕所的通用设计（UD）

通用设计（Universal Design 简称 UD）意为谁都能用，原来的英语 Universal 是"普遍的""全体的"意思。通用设计意味着"为了所有人的设计"，从小孩到老人，不管有无残疾，谁都好用，谁都亲近。

近年厕所的设计也要求做到"通用"。以前，乘坐轮椅的人或行动不便的人上厕所很困难。但是最近，日本的公共厕所和医院里的厕所等开始使用通用设计。

厕所用品行业与大学研究室共同制定规则，使通用设计成为日本工业标准（Japanese Industrial Standards 简称 JIS 标准）。

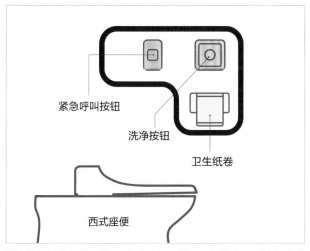

洗净按钮等的位置按照UD标准设计。为了不把紧急呼叫按钮当成洗净按钮错按，洗净按钮设计在卫生纸卷的正上方。

儿童厕所和特制厕所

学龄前的男孩子上厕所，身高够不着大人用的小便池，非常不便。对幼小的孩子来说，一般的西式座便也不好用。

使用 UD 标准设计适用于儿童的厕所，正是为了改善这种状况。

UD标准很重要啊，不然上厕所都够不着便池。

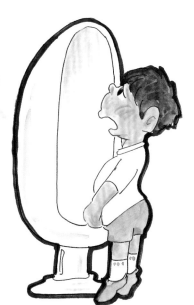

另一方面，还研制出了大相扑力士那样身躯高大的人使用的厕所。有一些人的体重远高于一般人，他们坐的座便必须更结实。这种座便厚重，便座和便池间的垫子也很牢固。

力气大的力士容易掰坏冲洗扳手，为此采用了按钮式。还加粗了排水管，以防便池堵塞。

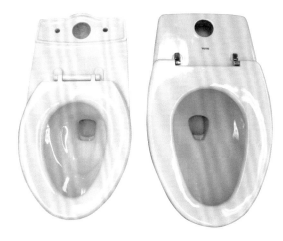

右边的蓝色便池是为大相扑力士特制的。从上方看，可看出大小不同。

● 对厕所"酷文化"有信心！

就像这页所写，厕所的设计制造会照顾到所有使用者。在世界上，能够积极制定行业标准并按照标准制造厕所用品的国家并不多。这样做有哪些好处呢？

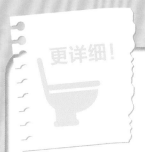

最新的厕所好在这里！

最新的厕所，带温水洗净座便已是理所当然。最先进的厕所不仅仅是设计美观，我们看看他们是怎样努力追求环保和清洁的吧。

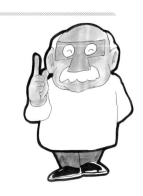

💧 节水洗净的设计

用漩涡似的流水，把便池内彻底而均匀地冲洗干净，而且用水少，效率高。这种洗净方式被称为"龙卷风式水流"，大幅度节约了用水。

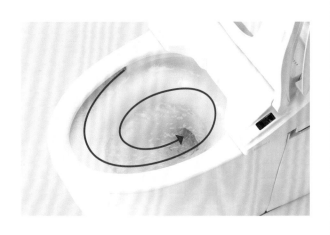

💧 保持座便清洁的设计

"清净除菌水"是水被电解后产生含有除菌成分的自来水，洒在使用后的便池表面，使它难以沾上污垢。即使8小时不使用，也会自动喷洒除菌水，保持座便清洁。

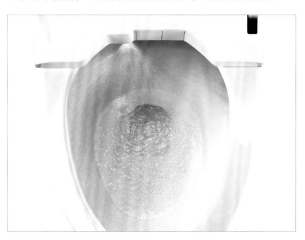

💧 便于清扫的外形

厕所是家庭中最容易弄脏的地方。特别是便池边的下面和里面容易积存污秽，不好打扫。新的设计去掉了便池边内凹的缝隙，洗屁股的喷头也在不用时自动收起。这种设计使打扫厕所变得更容易了。

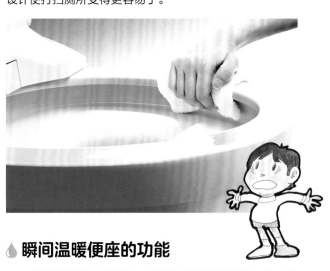

💧 瞬间温暖便座的功能

感应器探知人的动作，便座只在使用时发热。这一功能大大节约了不使用厕所时保温的用电。

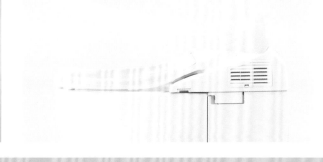

💧 智能座便

为了使厕所成为舒适的空间，座便装配了以下的全自动功能：

人走近座便时，座便盖便自动打开；人一坐上便座就喷洒除臭剂。上完厕所后，一站起来就自动冲水、关盖。这一系列动作都由座便自动控制。

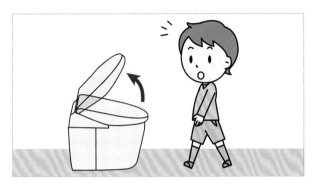

站在座便前，座便盖会自动打开。

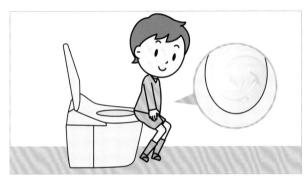

便后一站起来，就会自动冲水。

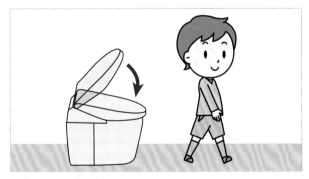

一离开座便，盖会自动关闭。

这些厕所用品技术，在全球也得到了高度评价。

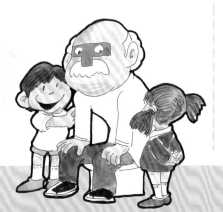

💧 水箱式和无水箱式的潇洒设计

以前的座便多把洗净用水存在水箱里。现在的内藏水箱样式，利用自来水管的水压冲水。

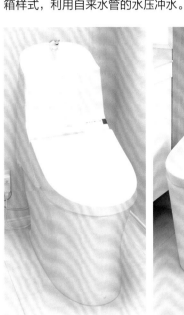 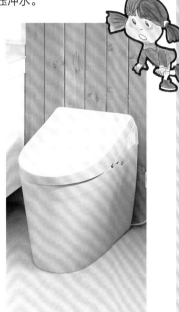

方便洗手的样式。　　　　小巧的无水箱设计。

💧 男用小便池也潇洒

接小便的地方凸出来。防止小便乱滴乱溅的潇洒设计。另外，夜间或长时间不用时，为防止小便池散发难闻的氨气，定时流出除菌水除菌。

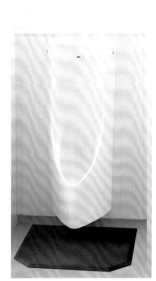 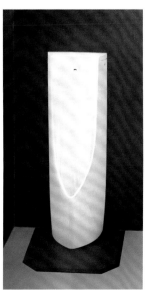

挂墙式。　　　　　　　　贴地式。

TOILET NO JIYU KENKYU <1>Oshiri wo Arau Shuukan ga Dekita!
Copyright © Kodomo Kurabu & Froebel-Kan Co., Ltd. 2016
First Published in Japan in 2016 by Froebel-kan Co., Ltd
Simplified Chinese language rights arranged with Froebel-Kan Co.,Ltd., Tokyo,
through Bardon-Chinese Media Agency
All rights reserved.

Supervised by Shinyou Gesui Kenkyuukai
Edited by Kodomo Kurabu

图书在版编目（CIP）数据

如厕卫生课堂 / 日本 SHINYOU·GESUI 研究会主编；
日本儿童俱乐部编；唐亚明译 . —北京：人民卫生出
版社，2021.3
　　ISBN 978-7-117-31046-8

　　Ⅰ.①如… 　Ⅱ.①日…②日…③唐… 　Ⅲ.①废弃物
– 卫生管理 – 少儿读物 　Ⅳ.①R124–49

中国版本图书馆 CIP 数据核字（2020）第 262704 号

图字：01-2020-6641 号

如厕卫生课堂
Ruce Weisheng Ketang

译　　者　唐亚明
出版发行　人民卫生出版社（中继线 010-59780011）
地　　址　北京市朝阳区潘家园南里 19 号
邮　　编　100021
E - mail　pmph @ pmph.com
购书热线　010-59787592　010-59787584　010-65264830
印　　刷　北京顶佳世纪印刷有限公司
经　　销　新华书店
开　　本　889×1194　1/16
总 字 数　137 千字
总 印 张　6
版　　次　2021 年 3 月第 1 版
印　　次　2021 年 3 月第 1 次印刷
标准书号　ISBN 978-7-117-31046-8
定价(全三册)　158.00 元

打击盗版举报电话：010-59787491　E-mail：WQ @ pmph.com
质量问题联系电话：010-59787234　E-mail：zhiliang @ pmph.com

55检

关注厕所卫生，保护儿童健康

潘力军

医学博士，研究员，中国疾病预防控制中心环境所

在西安半坡村氏族部落遗址里发现的一个距今五千年的土坑，被视作中国厕所的起源。最早的水冲式坐式厕所——据《周礼》记载——出现在中国的夏商时期（约前2070—前1046），这表明那时的人们已开始注重个人卫生。新中国成立后，党和政府非常重视厕所卫生工作，把讲究卫生、管粪、改厕所等作为重点工作来抓。改革开放以来，厕所问题，特别是农村厕所问题一直是党和政府重点关注的民生问题。特别是党的十八大以来，习近平总书记在多次调研时指出，厕所改造是改善农村卫生条件、提高群众生活质量的一项重要工作，要坚持不懈推进"厕所革命"，努力补齐影响群众生活品质短板。

有关厕所改造的专著和标准已经有很多了，但是绝大多数集中在厕所的规划、设计、建造和使用管理等专业领域。而与厕所有关的科普书籍，特别是从厕所的发展历史、不同国家文化差异对厕所技术发展的影响、厕所的使用习惯、厕所卫生与疾病的关系、粪便资源的回用等角度系统地、综合地介绍厕所卫生与人的生产生活关系的书籍非常少。《如厕卫生课堂》通过图文并茂的形式系统地展现了厕所的起源、历史、技术的变迁、不同国家的厕所文化以及厕所与健康的关系，便于读者、特别是儿童系统地了解厕所的起源与发展历程，提高厕所卫生对保护健康重要性的认识，有利于儿童从小养成良好的如厕卫生习惯，降低儿童感染肠道传染病和寄生虫病的风险。该套丛书是一套难得的通俗易懂、老少皆宜、融知识性与趣味性于一体的科普图书，该书的正式出版也将助力厕所革命。

2021 年 1 月 21 日

主编 ● [日] SHINYOU·GESUI研究会

日本SHINYOU·GESUI研究会成立于1998年，后隶属于NPO（Non-Profit Organization意为"非营利组织"）日本下水研究会。大约每3个月举办一次有关厕所和下水道的讲座，交换粪便和厕所等信息。会员有座便设计师、粪便处理研究员、下水道和清扫管理机构人员、卫生纸研究员、教育界人士、造纸公司人员等20多名会员。为了推广研究会的活动成果，在《都市与废弃物》（环境产业新闻社）上连载"山南海北的厕所故事"，并刊登在研究会官方网页上。

编 ● [日] 儿童俱乐部

（石原尚子，关原瞳）

"儿童俱乐部"在游戏、教育、福祉、国际交流等领域，策划和编辑与儿童有关的书籍，迄今已出版1000多种作品。

文 ● [日] TANAKA HIROSHI

绘 ● [日] UNO KAMAKIRI

1946年出生在日本爱知县。最初在日本电视台从事动漫绘制工作，后来作为插画家独立。在《平凡PUNCH》等各种媒体上发表以讽刺漫画、幽默漫画为主的单幅漫画。2009年担任《读卖新闻》"政治漫画"绘者，代表作有《Ki》《落画》系列等。1979年获日本漫画家协会奖·优秀奖，1991年和2011年获该奖的大奖。曾荣获荷兰漫画艺术节第2名，马其顿漫画世界展大奖等。2016年至今为日本漫画家协会常务理事、"我的八月十五日会"评议员。

译 ● 唐亚明

资深绘本编辑、作家、翻译家，出生于北京，毕业于早稻田大学和东京大学研究生院。1983年应"日本儿童绘本之父"松居直邀请，进入日本著名的少儿出版社福音馆书店，成为日本出版界第一位非日本籍的正式编辑，之后一直活跃在童书编辑的第一线，编辑了大量优秀的绘本，并获得各种奖项。主要著作有小说《翡翠露》（获第8届开高健文学奖励奖）、绘本《哪吒与龙王》（获第22届讲谈社出版文化奖绘本奖）、绘本《西游记》（获第48届产经儿童出版文化奖）等。他曾作为亚洲代表，任意大利博洛尼亚国际童书展评委，并任日本儿童图书评议会（JBBY）理事。现于日本东洋大学和上智大学任教，为中日两国读者翻译和创作了许多童书作品。

科学审核 ● 潘力军

医学博士，研究员，中国疾病预防控制中心环境所环境健康防护室主任。研究方向为：水处理技术、农村环境卫生技术和公共场所卫生技术研究。参加卫生部"十一五"科技支撑等国家重大、重点课题，参与《公共场所卫生指标及限值要求》和《农村户厕卫生标准》等10多项国家标准的制修订。自2020年1月以来，参加新冠肺炎疫情防控，作为一线队员参与了北京新发地农集贸市场疫情现场处置工作，负责制定了WS 696-2020《新冠肺炎疫情期间办公场所和公共场所空调通风系统运行管理卫生规范》。

摄影协助

Aflo Co.,Ltd.、日本东京都大田区立乡土博物馆、Global Asia Partners Inc.、TOTO株式会社、杉野真纪子、STAR TRAVEL、田丸由美子、日本东京都千代田区、mingala.net、森田英树、Viet Economic Research & Advisory Corp (VERAC)、赤城一人 / PIXTA
©Acceleratorhams、©Amoklv、©Artitcom、©Damian322、©Denboma、©Dontree、©Eq Roy、©Fotokon、©Klodien、©Lucian Coman、©Markus Jooskelainen、©Maria Vazquez、©Maurizio Milanesio、©Noomcm、©Pictureguy66、©Pongsak Polbubpha、©Suzmcd、©Szefei、©Tea、©Uskarp、©Venemama、©Waihs、Zhaojiankang | Dreamstime.com
©alekosa、©arinahabich、©Lsantilli、©Nadmak、©snaptitude-Fotolia.com

封面照片

• 俄罗斯厕所招牌：
©Venemama | Dreamstime.com
• 明治时代的便器：
日本东京都大田区立乡土博物馆
• 马来西亚的厕所标记：
©Eq Roy | Dreamstime.com
• 黄金厕所：
AGE FOTOSTOCK/Aflo
• 你好厕所：
©Fotokon | Dreamstime.com

人卫青石
PMPH STONE
您可以信赖的健康资讯

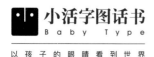

小活字图话书
Baby Type
以 孩 子 的 眼 睛 看 到 世 界

如厕卫生课堂

2 用纸擦？用水洗？！
加深对不同文化的理解

[日] SHINYOU·GESUI研究会 / 主编   [日] 儿童俱乐部 / 编   唐亚明 / 译

潘力军 / 科学审核

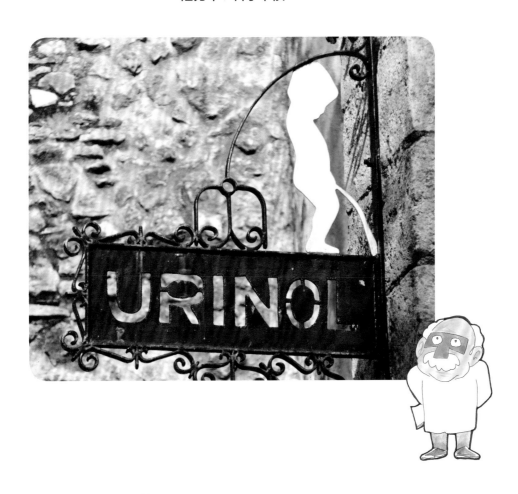

人民卫生出版社
·北京·

小厕所 大世界

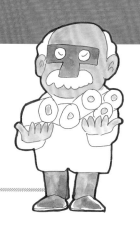

韩启德

中国科学院院士 病理生理学与药理学家

谈起厕所，恐怕我们很多成年人觉得这是难登大雅之堂的话题，也就很少与孩子们交流关于厕所的事情。不过有一句话说：文明并非从文字开始，而是从第一个厕所的建立开始的。正如这套书所展现出来的，厕所的历史、文化与科技不仅与一个国家的经济发展、百姓的生活水平息息相关，同时也与各个国家的文化和习俗有着密切的联系。这本书虽然是给小朋友看的，我相信就是做父母的看了，也有大开眼界之感。可谓"小厕所，大世界"。

厕所的话题，应该包括密不可分的两个方面，一个是厕所的演变和发展，一个是如厕习惯的养成以及与健康关系的认知进步。回望过去的 200 年，在改善人类健康状况的各种因素中厕所改革排名第一。可谓"小厕所，大事情"。

厕所发展到今天是人类在付出极为惨重的代价后才不得不重视和面对的，从第一个厕所产生到如今遍及家家户户，是人类在公共卫生与生活健康领域取得的巨大进步。也许我们难以想象在中世纪的欧洲，人们会把粪便直接倾倒在城市的街道上；难以想象现在世界上还有很多人没法用上干净卫生的厕所；难以想象人类为了合理地处理粪便，付出了怎样的智慧与努力，可谓"小厕所，大学问"。

作为一名医学工作者，我常常在想，人类千百年来积累沉淀下来的健康智慧，如何讲给我们的孩子听呢？我们大人该如何将厕所这件看似是不起眼的小事，但其实是亿万人的大事讲给孩子们听呢？少年儿童的健康发展，离不开良好的个人卫生习惯的培养，而培养卫生习惯很重要的一个方面，就是要解答孩子有关卫生方面的"为什么"。要从小养成健康习惯，建立健康生活方式，科学如厕是其中重要的一环，本书为此提供了非常好的建议。据统计，每人每天要大概花费 15 分钟在"如厕"上，人的一生，大概有两年时间是在厕所中度过的。正因为人人都要上厕所，因此，通过这样的话题给孩子们讲述知识是非常有效的。

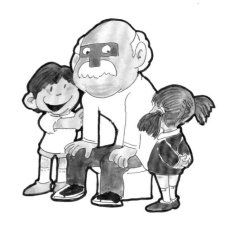

习近平总书记曾指出："民生存在于每一件小事，亿万人的小事就是一件大事。""厕所问题不是小事情，是城乡文明建设的重要方面，不但景区、城市要抓，农村也要抓，要把它作为乡村振兴战略的一项具体工作来推进，努力补齐这块影响群众生活品质的短板。"随着经济社会的飞速发展，我国城乡厕所条件也有了根本性的改善。我们不仅要继续不断改进厕所条件，而且要在全民就厕卫生习惯上取得更大的进步，而习惯需要从小养成。

在众多的少儿绘本里，我关注到优秀的健康绘本并不多，能有效引导孩子健康思维的绘本就更少了。我们大人很容易忽略这些日常的琐事与健康大环境的关系，身边的事物不经思考和推敲就习以为常，那就错过了生命中极为重要的乐趣——发现和溯源，而孩子却有天然的这样的能力，能深刻地发现这些乐趣。本套绘本内容丰富有趣，精打细磨，图文精致，适合儿童心理，是一套难得的儿童健康教育绘本。希望它能惠及更多家庭，惠及社会。

这套书是从日本翻译过来的，很多地方值得我们学习。我希望我们国家也能有更多优秀学者潜心投入少儿科学传播工作，以更加深切的爱心、更加深入的思考、更加精湛的技艺，早日创作出更多优秀的关于少儿健康的科普作品。

徐光炟

2021 年 1 月

世界上有趣的厕所大集合

不同的时代，不同的国家，不同的厕所。
我们从照片上看看世界上各式各样的厕所吧。

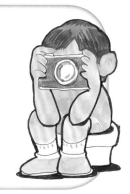

泰国

泰国的厕所，与日本的蹲式厕所一样，蹲着使用。

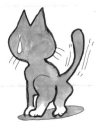

便池旁放的水是干嘛的？

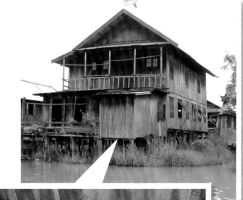

中国

北京的一座写字楼中的厕所，独特的洗手台设计便于让使用者们互相打招呼。

哇，好干净！

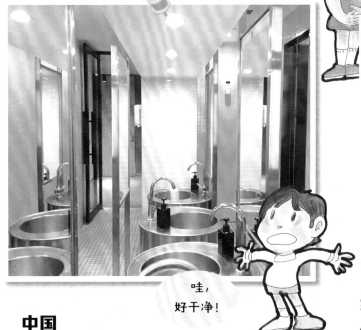

缅甸

缅甸的湖上漂着的木屋厕所，需要蹲在木板的洞上大小便。洞下是湖，大小便直接排到水里。

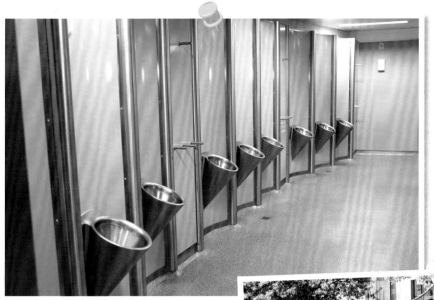

德国

德国的公共男厕所里整齐地摆着喇叭型的小便池。

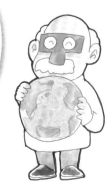

荷兰

荷兰的一家公共男厕所设立在人来人往的街上,没有门。

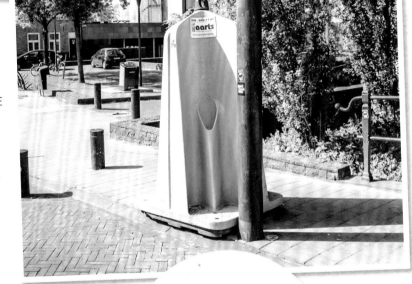

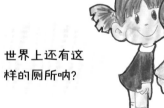

世界上还有这样的厕所呐?

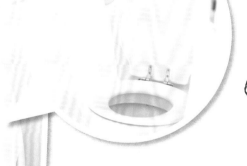

英国

英国的一家咖啡厅里的厕所。在鸡蛋型的单间里大小便。

前言

你们有过这样的经历吗？走在外面时突然想上厕所。有时是在野外郊游，或是在海里游泳，可是哪儿都没有厕所！不得已，只好就地解决。其实，人类"处理粪便"，最早就是"随地大小便"。

在很早很早以前，人类生活在原野或山间，后来逐渐建立了村落。

那就不能随地大小便了，不仅臭气熏天，一脚踩在屎上多恶心呀！所以，人们学会了在固定的地方大小便，那地方就是厕所！

在人口少的时代，人们任由大自然处理粪便，也不会造成环境污染，但是随着时代发展，人口增多，城市出现以后，就不能那样做了。处理粪便成为与环境和卫生有关的大问题。后来，出现了马桶，马桶的形状和厕所的样式在不断变化。

在日本，从绳文时代前期的鸟滨贝冢发掘出了许多粪化石和木桩痕迹。由此可知，当年人们是从栈桥上伸出屁股大便的（栈桥式厕所）。

把大便拉到水里，按现在的说法是"水冲厕所"。至今在环太平洋地区，仍然可以看到这种厕所。

在奈良时代（710—784），日本人称厕所为"厕"。据专家考证，语源大概来自"川屋"（在河上盖的小屋）。日语的"厕"与"川屋"发音相同。

现在说了一点儿"厕所的故事"，是不是很有意思呢？可是，厕所不光有

意思，如果你调研一下，会发现厕所背后有许多问题值得我们思考呢！比如厕所的技术发展，各国在文化上的差异，环境与卫生、保健等各种问题……

那么，请大家认真阅读这套丛书的❶❷❸册，成为"厕所博士"吧。

❶洗屁股的习惯出现了！
　起源·历史·技术的变迁
❷用纸擦？用水洗?!
　加深对不同文化的理解
❸大便其实也重要！
　环境·卫生·保健

你也可以把"厕所研究"作为学校自主研究的课题呀！

儿童俱乐部 TANAKA HIROSHI

目录

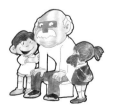

本书的用法

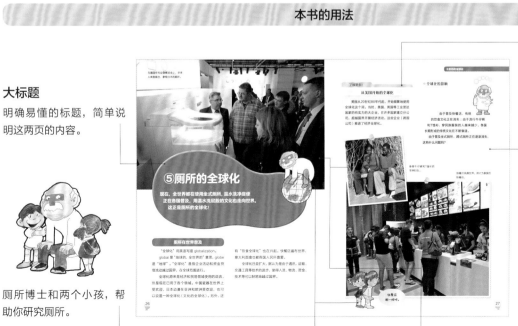

大标题

明确易懂的标题，简单说明这两页的内容。

厕所博士和两个小孩，帮助你研究厕所。

了解更多！

介绍多样的信息，使读者深刻理解书的主题。

想想看吧！

厕所博士提出建议，让大家深度思考。

珍贵的照片和插图，补充说明书中内容，帮助读者从形象上理解。

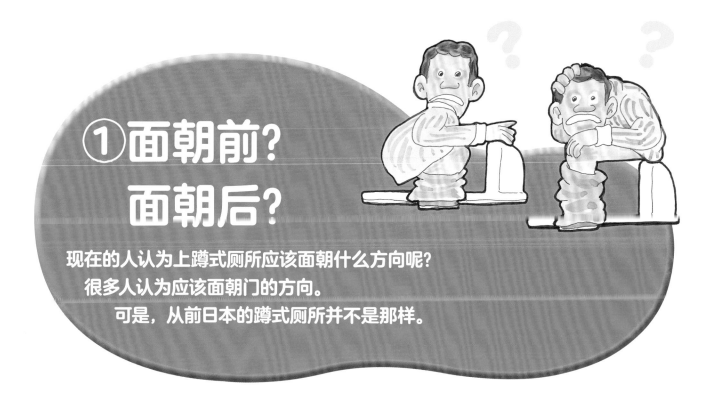

①面朝前？
面朝后？

现在的人认为上蹲式厕所应该面朝什么方向呢？
很多人认为应该面朝门的方向。
可是，从前日本的蹲式厕所并不是那样。

蹲式便池的朝向

从前在日本，蹲式便池大都背对着门口。

可是在中国、韩国和东南亚各国，有蹲式便池的国家，与日本不同，是面朝门口方向蹲的。

照片①的厕所，是中国普通的蹲式便池。排水口在后方，大便掉进圆洞里，所以人是面朝入口处蹲着的。

照片②是泰国的普通厕所。这个厕所与中国相同，两脚踩在便池边宽平的部分，面朝入口蹲下。马来西亚的厕所（照片③）也是面朝入口蹲（与日本相反）。

在全世界的蹲式厕所中，只有日本是背对着入口的！

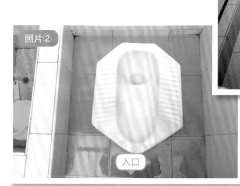

照片①

入口

照片③

入口

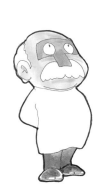

照片②

入口

还有面朝侧面的？

从前，日本的蹲式厕所几乎都是背对着入口，但是现在，便池的位置和朝向多样化了——有的面朝侧面，有的便池斜着安放，这与日本住房窄小，厕所不能占那么大的地方有关。

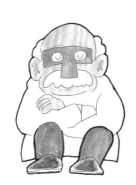

地方太小没法放置便池啊。

水冲厕所普及前的淘粪式厕所。背对着入口蹲。

什么朝向都有啊。

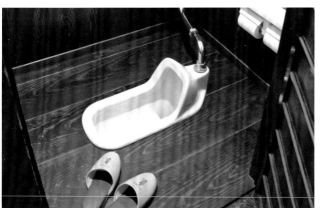

从入口看，便池是横向的。

还有斜放的便池呢！

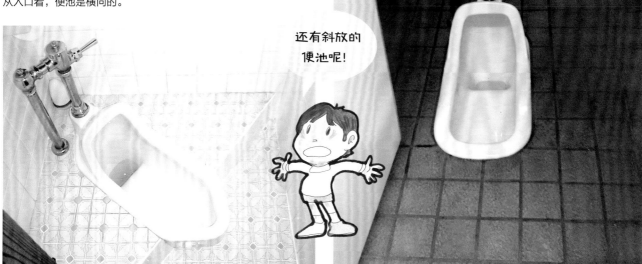

有效利用窄小的空间，斜着设置的男女共用便池。

背对入口的蹲式便池。

农村的厕所

在农村等地，有的厕所没有门，便池间的隔板较低，或是不用隔板。人们上厕所时蹲着互相打招呼、聊天，厕所是开放式的。

从前，一般家庭里没有厕所，公共厕所成为当地居民进行交流的场所。所以，有人亲切地称这种厕所为"你好厕所"。

这种厕所一般朝前蹲，人多的时候，人们要横向蹲在一条排水沟上。

现在，各国的经济迅速发展，可是从前，连城市都没有那么多财力修建现代化厕所。

如果在便池之间安上门或隔板，厕所就会变得昏暗。为此，厕所需要面积大，还要安装电灯。

●旅游中上厕所

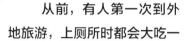

从前，有人第一次到外地旅游，上厕所时都会大吃一惊，回来后在媒体上发表各种感想。现在，人们可以随便在网络上投稿了，有很多人发表在外地上厕所的感想，比如"太不卫生了""没有门呀！""难以置信"等等，有些好像还有嘲讽的意味。在网络上散布这种言论，是不应该的！

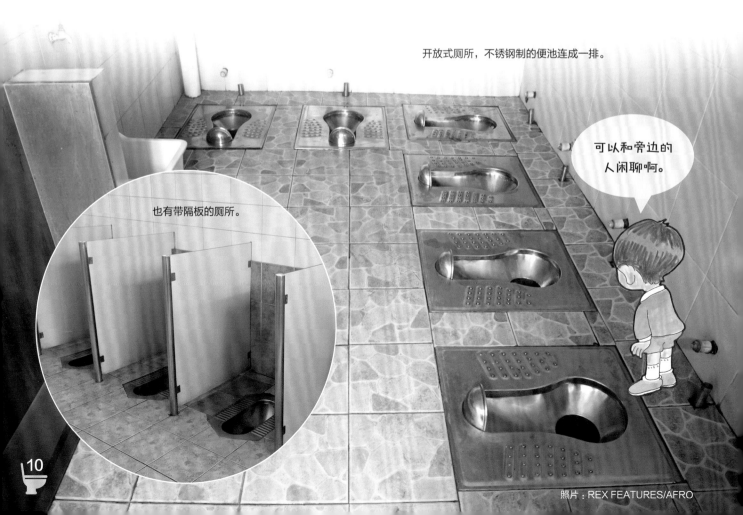

开放式厕所，不锈钢制的便池连成一排。

也有带隔板的厕所。

可以和旁边的人闲聊啊。

照片：REX FEATURES/AFRO

在小学里

这是一所小学里的男厕所照片。在这所小学里，男女厕所都没有便池，理由是孩子人数太多。如果安放便池，数量就太多了。

编者注：这种厕所容易使粪便暴露停留，不利于使用者的卫生，已逐渐淘汰。

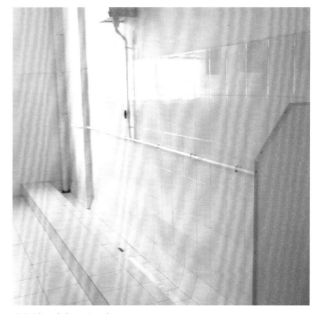

小便池没有便器和隔板。

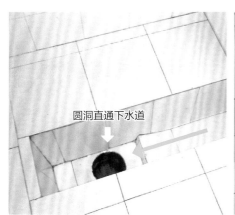

圆洞直通下水道

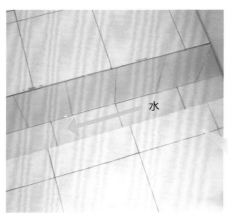

水

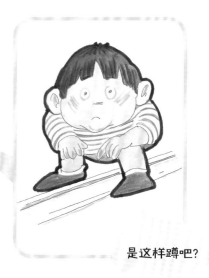

是这样蹲吧?

大便池有隔板，人跨在排水沟上，排水沟里的水流与隔壁的水流相通。通往下水道的圆洞只有一个，在最里面。

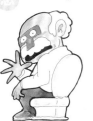

● **大便时被人看见，没什么难为情的！**

①对有些人来说也许难以置信，可是在很多人看来，排泄是自然现象，有什么不好意思的！这种想法奇怪吗?

②日本有男女共用的厕所，可是在中国，公共厕所多是男女分开的，居室卫生间多为男女共用的。

③有人说，不在乎大便时被别人看到，这和日本人光着身子洗温泉没什么两样。你觉得呢?

小孩穿开裆裤，是为了方便拉粑粑撒尿。

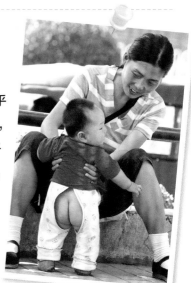

©佐渡多真子

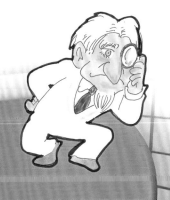

②厕所的不同之处

在外国人看来，日本人背对着入口蹲着很特别。
除此之外，还有几个地方也让外国人觉得不可思议。

有前挡板

很多日本人进中国或东南亚国家的厕所，不知应该面朝什么方向蹲下。同样，外国人来日本，也不知道应该面朝什么方向蹲下。理由之一，是日式厕所有前挡板（→第1册）。

前挡板是日本厕所独有的（近年来在外国也有了），一般外国人不知道那是什么，是做什么用的。前挡板的起源可追溯到平安时代（794—1192），关于它的由来有各种学说，其中之一如下：

- 平安时代，贵族妇女身着名为"十二单衣"的和服，在便盆上解手时，后面要立木板或木棍，挂上碍事的长长的和服下摆。到了镰仓时代（1185—1333），木板从后面改到了前面（→第1册）。

镰仓时代以后，妇女把和服下摆挂在前挡板上解手。

江户时代（1603—1868）的榻榻米（草席）式厕所，有前挡板。

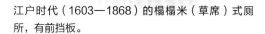

了解更多！

前挡板

关于前挡板，还有一个说法，是为了挡住隐私部位。

明治时代（1868—1912）中期，有前挡板的陶瓷便器。

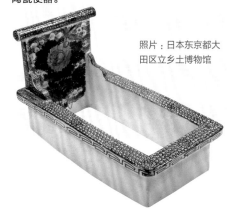

照片：日本东京都大田区立乡土博物馆

排水口的位置

即使是在水冲厕所，外国人看到日式厕所排水口的位置，也不知应该面朝哪个方向蹲下。

有蹲式厕所的国家，基本是往排水口的圆洞里大便。

可是几乎所有的日式厕所，排水口靠近前挡板，大便先掉在便池底上，然后从后面冲水把它冲进排水口。这种结构与外国相反，外国人自然不明白应该朝着哪个方向蹲下。

冲大便的方法

在泰国和越南的普通厕所里，方便后从旁边的水桶（或常设的水缸）里，用水瓢等舀出水来冲大便。近年来，多用接在旁边的自来水管上的胶管冲厕所，也有人用水管冲洗屁股，这是近似于温水洗净座便（→第1册）的方法，可以说是"手动洗净装置"。

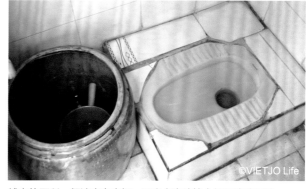

越南的厕所。便池旁有水缸，舀出水来冲掉大便和清洗屁股。

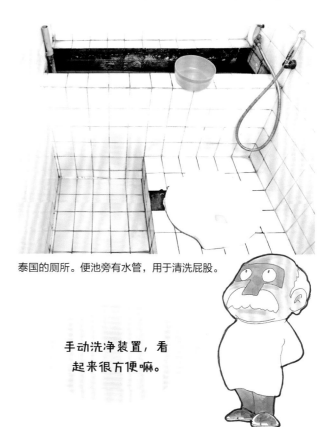

泰国的厕所。便池旁有水管，用于清洗屁股。

手动洗净装置，看起来很方便嘛。

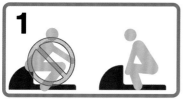
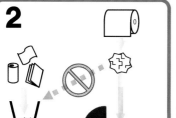
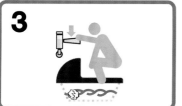

日本京都市制作的面向外国游客的招贴画，说明正确使用日式厕所的方法。贴在市内公共厕所和有关设施内。

单间厕所奇怪吗？

除去男用小便池外，厕所也有单间。在一些地区，有门的单间厕所并不常见。

右边的照片是火车上的厕所，完全是一间"密室"。

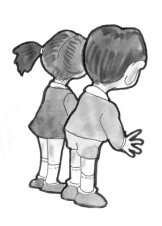

宽敞还带着
拉门，像个
房间啊。

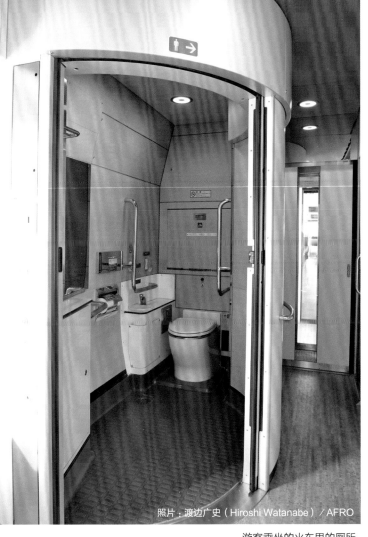

照片：渡边广史（Hiroshi Watanabe）／AFRO

游客乘坐的火车里的厕所。

● 保证厕所安全

美国公共厕所的门的下方和上方是开着的，外面的人立刻能知道里面是否有人。据说这是为了保证厕所的安全。这是怎么回事呢？

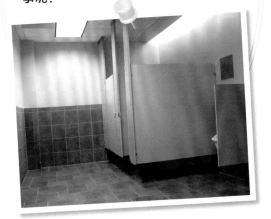

美国的厕所，从外面可看到脚和头。

● 男厕所逐渐变为单间

近年在日本，男厕所的小便池逐渐消失了，取而代之的是单间座便。有的小学把男厕所都改成了单间，这是为什么呢？

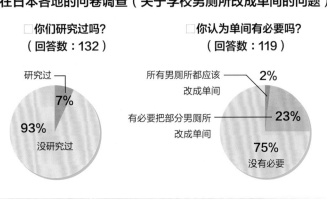

■ 在日本各地的问卷调查（关于学校男厕所改成单间的问题）

□ 你们研究过吗？
（回答数：132）

研究过 —— 7%
93% 没研究过

□ 你认为单间有必要吗？
（回答数：119）

所有男厕所都应该改成单间 —— 2%
有必要把部分男厕所改成单间 —— 23%
75% 没有必要

出处：学校厕所研究会（2009年调查）

不冲纸与纸冲不下去

在日本，用卫生纸擦完屁股，一般直接将卫生纸扔进马桶里冲走。

但是在其他很多国家，即使在现代化的高级公寓里，也没有直接冲走卫生纸的习惯，卫生纸要扔在座便旁的垃圾桶里。

据说这是下水设施的问题，冲卫生纸，容易堵塞下水管道。

除了下水道和下水设施问题，还有其他原因。世界上有许多人上厕所没有用卫生纸的习惯。

在有的地方，现在仍然有人用水洗屁股。洗后即使不擦，一会儿就会风干。在东南亚、南亚的不少国家都是这样上厕所的。

●用纸怎么擦？

习惯用手洗屁股的国家有很多。在有的人看来这不可思议，问他们："用手怎么洗呀？"对方反而会问："那用纸怎么擦呀？"

●自然风干

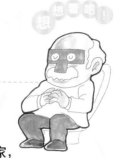

在气候炎热的国家，很多人习惯用水洗屁股。洗完后不用纸擦，自然风干。这和男人小便后不擦也许差不多吧。

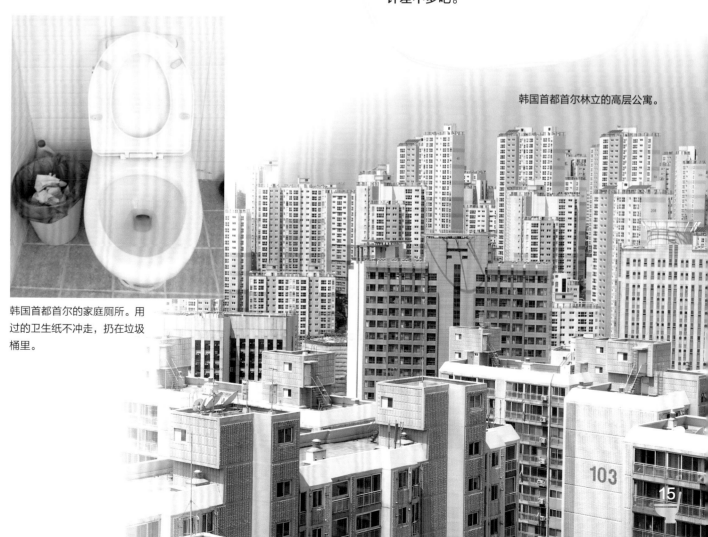

韩国首都首尔的家庭厕所。用过的卫生纸不冲走，扔在垃圾桶里。

韩国首都首尔林立的高层公寓。

103

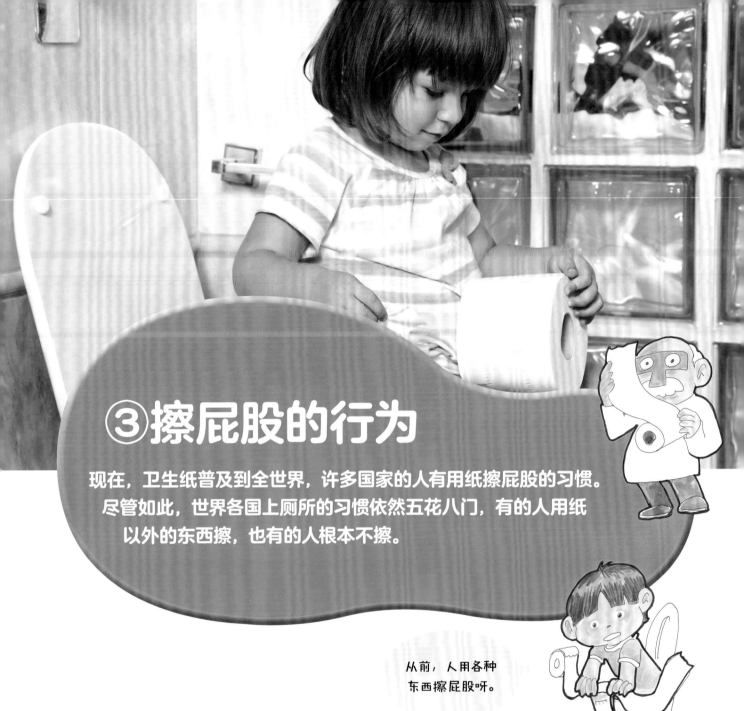

③擦屁股的行为

现在，卫生纸普及到全世界，许多国家的人有用纸擦屁股的习惯。尽管如此，世界各国上厕所的习惯依然五花八门，有的人用纸以外的东西擦，也有的人根本不擦。

从前，人用各种东西擦屁股呀。

日本是从什么时候开始用纸擦的？

人类曾用石头、沙子、草、树叶、玉米皮等各种东西擦屁股。据考证，日本在世界上是较早使用纸擦屁股的。平安时代的文字记载中有厕所的纸和放纸的台子等内容，这比欧洲早400年。到了明治时代中期，开始发行报纸；到了大正时代（1912—1926）末期，开始发行杂志。扔掉报纸和杂志很可惜，人们把它们裁成小块当卫生纸用。

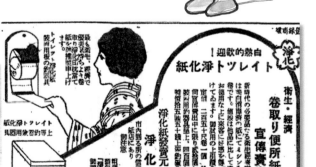

1930年5月29日的《京都日日新闻》晚报，是日本第一次在报纸上登载卫生纸的广告。

厕所发展状况

在一般上蹲式厕所的国家，近年来随着时代发展，城市人口不断增加。人们开始使用座便，用卫生纸擦屁股。

很多国家的厕所在这几十年内，也发生了巨大的变化。

以前下水道不发达，用的是淘粪式厕所，擦屁股的纸也扔进茅坑，淘粪时连屎尿带纸一起淘走。

后来，普及了水冲厕所，蹲式逐渐变成了坐式。虽然现在还有蹲式厕所，但是在城市的家庭里已经很少见了。各地都在把厕所改成坐式。

温水洗净座便的下一步？

近年来，温水洗净座便迅速普及。可以说，人们正在习惯洗屁股，而不是擦屁股。尽管如此，人们还要用卫生纸擦干湿屁股，然后将纸扔进马桶里冲走。但是，现在又发明了不用纸擦，用热风烘干的座便，由此出现了不用擦屁股的新习惯。你觉得这种技术进步值得高兴吗？

用热风烘干屁股的座便。

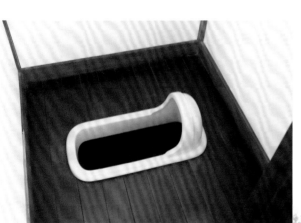

水冲厕所普及前的淘粪式厕所。洞下有积存屎尿的空间，积存满了就淘走。

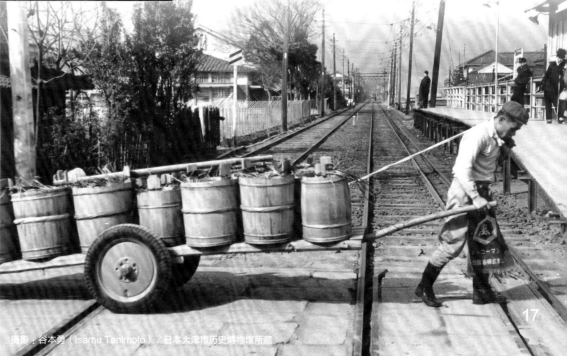

1960年的照片。人力车上的木桶里，装着从各家淘来的粪便。

摄影：谷本勇（Isamu Tanimoto）／日本大津市历史博物馆所藏

用手洗屁股

印度的厕所里，便池旁边有盛着水的水桶或是自来水管。用左手沾水擦洗屁股。

在以前，印度人喜欢坐在地毯上吃饭，这样用餐时，用手抓取食物会比用餐具方便得多。吃饭时会用右手。有些人会觉得奇怪，但用手抓食物吃其实在各种饮食文化中都能见到，比如日本的寿司和中国的包子。

在当下，印度也跟其他国家一样，人们不再坐在地毯上吃饭，而是围坐在餐桌旁，用餐具吃饭。

● 习惯用左手的人怎么办？

现在，世界各国有各种各样的生活方式。有人用左手吃饭，也有用刀叉吃饭的

想想看吧！

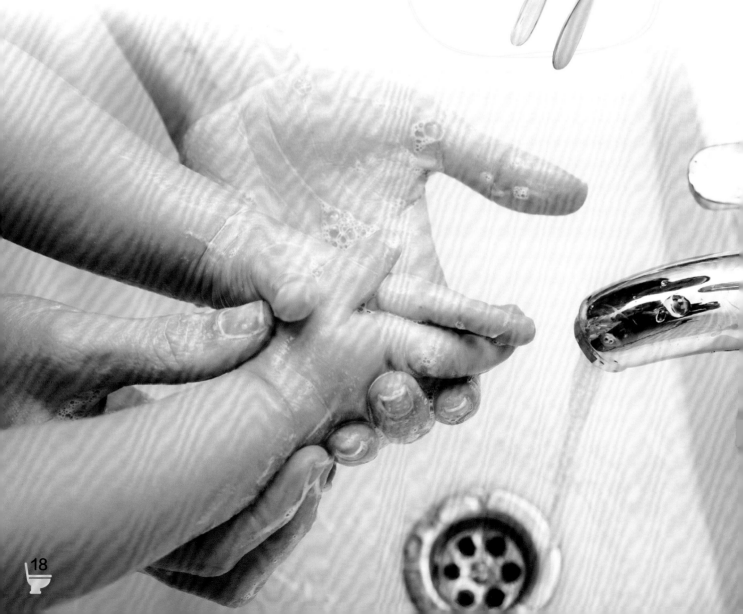

■ 在厕所洗屁股的方法（一例）

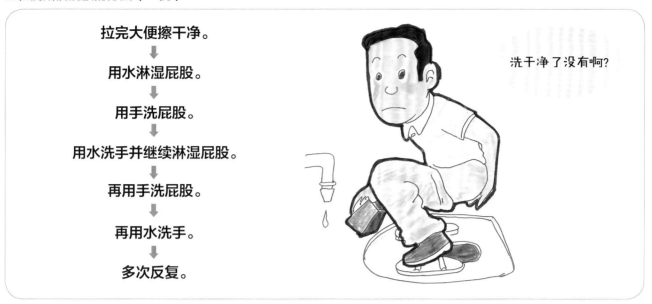

拉完大便擦干净。
↓
用水淋湿屁股。
↓
用手洗屁股。
↓
用水洗手并继续淋湿屁股。
↓
再用手洗屁股。
↓
再用水洗手。
↓
多次反复。

洗干净了没有啊?

还有各种洗屁股的方法呀。

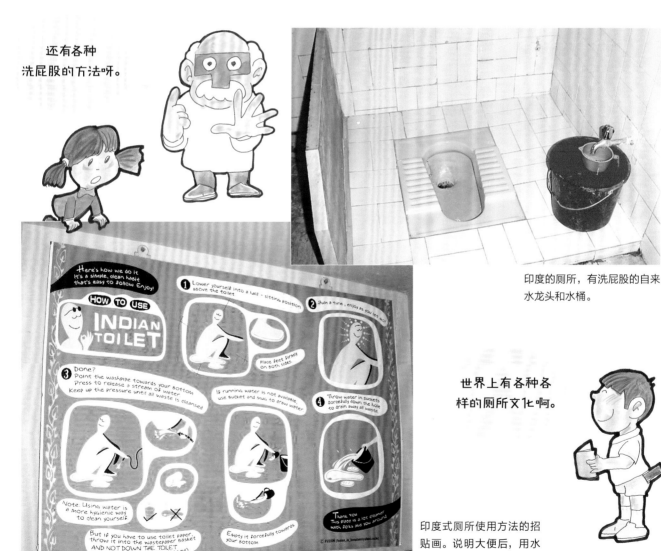

印度的厕所，有洗屁股的自来水龙头和水桶。

世界上有各种各样的厕所文化啊。

印度式厕所使用方法的招贴画。说明大便后，用水桶或水管里的水洗屁股的方法和顺序。

©Fred Miller

世界上相同与不同的厕所文化

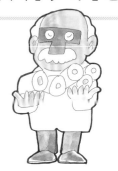

俗话说"十里不同风，百里不同俗"，指的是各地的风俗习惯不同，也可以说："一个国家一种厕所"。但是，即使国家不同，也有许多相同的地方。

入乡随俗

这个成语的意思是："到了风俗习惯不同的地方，要尊重和遵从当地的风俗习惯。"

去国外旅游，如果规定不许将卫生纸丢进马桶里冲走，那就必须遵守。

但是，有的人确实不适应在没有门和隔板的厕所里大便，也不习惯用手洗屁股，也许有的事情难以入乡随俗吧。

关键是要对与自己不同的风俗习惯，不能抱着嘲笑或批评的态度，这是无须赘言的。

因人而异

在泰国和马来西亚等国，有用水洗屁股的习惯。即使在这些国家，也有人便后洗完不等自然风干，而是用纸擦干沾在屁股上的水，还有的人用自己的毛巾或手帕擦水。

上厕所的习惯也因人而异。不能说相同国家的人文化、风俗、习惯就一样。

有用蹲式厕所的人，有用坐式厕所的人，也有用或不用温水洗净马桶的人，人都不一样呀。

每个人上厕所的习惯各不相同啊。

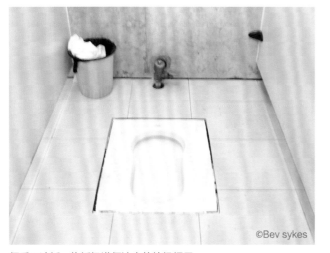

©Bev sykes

便后不冲纸，将纸扔进便池旁的垃圾桶里。

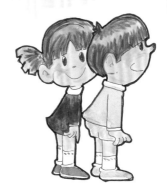

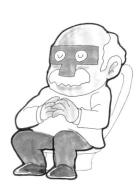

因地而异

现在，大城市高楼大厦林立，人们的生活正在实现现代化。但是，在内陆的农村地区，情况则大不相同，厕所也与大城市不一样。

在城市的公寓和商业大厦，坐式座便日益增多。另一方面，在一部分内陆农村，至今还使用着相连无门的厕所。这不仅由于经济原因导致，还有的是因为地形不好修建下水道，有的是为了保存自古以来的传统，有各种各样的情况。

另外，在同样的国家厕所却不相同，绝不仅仅是我们一个国家如此。越南、泰国、马来西亚、缅甸等亚洲国家都是这样。比如说，像亚洲的水上房屋里的厕所，直接把屎尿拉到河里或湖里的情况很多。虽然城市居民已经普及了坐式座便，但是生活在农村的人们还没有坐着大小便的习惯。

在日本，全国平均下水道普及率为 77.6%（2015 年度），温水洗净座便的普及率（2 人以上的家庭）为 70.6%（2014 年度）。外国游客到日本喜欢去深山里的温泉，还可以看到淘粪式厕所。

**● 看厕所就能知道
那个国家的文化发展水平吗?!**

把厕所和那个国家的文化发展水平联系在一起是很危险的。的确，厕所是衡量那个国家经济发展的标准之一。但是厕所不卫生，有臭味，你就能说这个国家的文化发展水平低吗?

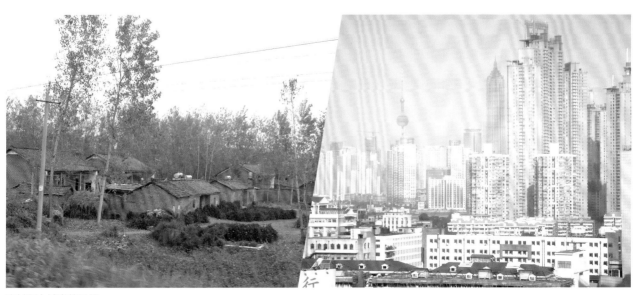

农村和大城市的风景。

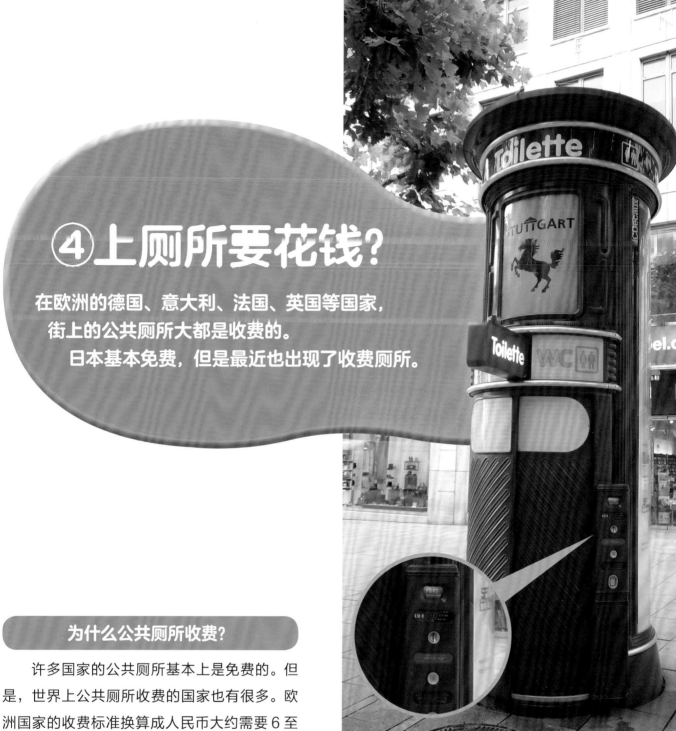

④上厕所要花钱？

在欧洲的德国、意大利、法国、英国等国家，
街上的公共厕所大都是收费的。
日本基本免费，但是最近也出现了收费厕所。

为什么公共厕所收费？

许多国家的公共厕所基本上是免费的。但是，世界上公共厕所收费的国家也有很多。欧洲国家的收费标准换算成人民币大约需要 6 至 12 元。在不收费的国家，也有不少地方其实要小费*。在美国和澳大利亚等国家，有时需要小费。日本的一些在山上、高原和海边等的旅游地点，有的厕所也收费，或者要小费。

在欧洲各国，管理厕所的部门收费用于自来水、卫生纸和清扫等成本支出。但是近年来，为了防止出现公共厕所内的犯罪现象，收费也用于安全对策。

※ 支付小费是为了对服务表示感谢。

德国街上的公共厕所。
投币即可使用。

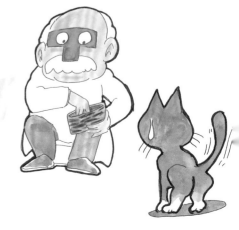

忘带钱包可就
麻烦啦。

厕所不收费的理由

一间厕所的正常运行需要耗费各种资源。照明用电、自来水、保洁、维修等，这些都需要花钱。按理说，使用厕所的人应该分摊这些花费。

为什么厕所免费呢？最重要的理由是，公共厕所属于公共设施，是为了给公众使用而设立的，免费不仅惠及居民，也方便游客，让公共设施可以更好地为公众服务。从全世界来看，这些国家是治安好的国家，公共财政承担了公共厕所的费用。

一些公共厕所里有卫生纸，有的还配置温水洗净座便。

●真的在世界上值得骄傲吗？

想想看吧！

有人认为，日本的厕所很棒！但是，根据2003年由日本东京千代田区居民和有识之士组成的"公共厕所研究协会"的调查，公共厕所可以用"暗、臭、脏、可怕、坏了"等语言形容。在日本，近年来要求保障厕所安全的呼声日益高涨，也有人指出，残疾人用的无障碍设施不够。在这种情况下，有人建议引进世界上通用的厕所收费制度。为了"安全"和"清洁"，上厕所要花钱，你觉得怎么样？

了解更多！

日本东京都千代田区的收费厕所

日本东京都千代田区于2006年建成了名为"绿洲@akiba"的收费厕所，投资9000万日元（约合580万元人民币）。这是日本东京第一个区办收费厕所，每次收费100日元（约合6元人民币），是用钱来买"安心"和"清洁"。建设时计算的是每次收费100日元，每天有80人至100人使用，投资是收不回来的。尽管如此，千代田区仍然坚持修建收费厕所，是考虑到"在公共厕所里，有一部分不守规矩的人害得别人不能安心使用，难以维持舒适清洁的状态。"

绿洲@akiba厕所。厕所内（右）很清洁。

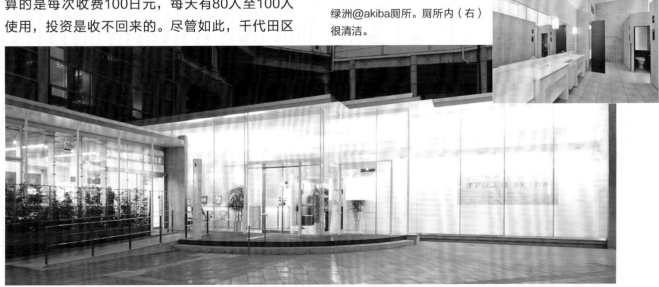

用外语怎么说厕所?

日语的トイレ,源自英语的toilet。据说原是法语的toilette。
在美国,说bathroom或rest room的人比说toilet的多。

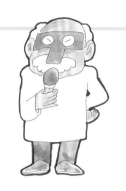

"トイレ"是日语

　　日语的トイレ是"便所",意为"大小便的地方"。从前叫厕(川屋→第1册)、惮、雪隐、不净,现在还叫お手洗い、WC等。与日语相同,厕所在世界各国也有各种各样的叫法。

　　有人以为トイレ来自英语的 toilet,在外国就可通用了,其实并不是那样。比如在英国,除了 toilet,文雅地说是 lavatory(大写 LAVATORY),还有说 convenience。

convenience 是方便的意思,日语叫"コンビニ"*,但是意思不同。日本管厕所也叫"便所",确实是"对大家都方便的地方",这种叫法可以理解。

＊日语的"コンビニ",是英语 convenience store(意为"便利店")的省略语。

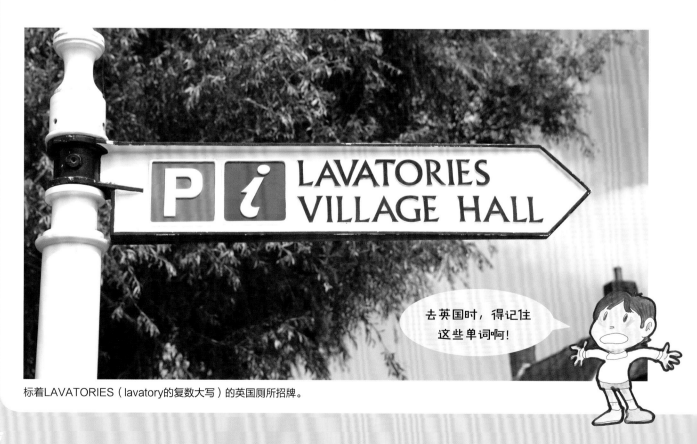

标着LAVATORIES(lavatory的复数大写)的英国厕所招牌。

去英国时,得记住
这些单词啊!

用外语说厕所

以下是各国语言中的厕所。

中文	厕所、洗手间、卫生间
日语	トイレ、お手洗い、便所
韩语	화장실
印尼语	kamar kecil
土耳其语	tuvalet
德语	toilette
法语	toilette, WC
西班牙语	baño, servicio
葡萄牙语	banheiro
意大利语	bagno, servizi
希腊语	τουαλέτα
俄语	туалет

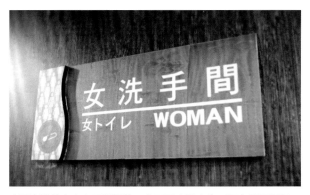

中国台湾的中文女厕所招牌。由于日本游客多，还有日语标记。

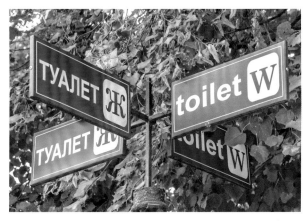

俄罗斯的厕所招牌。左边是俄语ТУАЛЕТ（туалет的大写），右边是英语toilet。

"厕所在哪儿？"怎么说？

现在去国外游玩的人越来越多。记住问厕所的说法很方便。

中文	请问厕所在哪里？
日语	トイレはどこですか。
韩语	화장실은 어디입니까？
英语	Where is the toilet?
德语	Wo ist die Toilette?
法语	Où sont les toilettes?
西班牙语	Donde esta el inodoro?
葡萄牙语	Onde fica o banheiro?
意大利语	Dov'è la toilette?
希腊语	Που είναι η τουαλέτα;
俄语	Где туалет？

了解更多！

中文的"手纸"

中文和日语里有的汉字意思不同。经常举的例子是"手纸"。中文的意思是"卫生纸"，而日语的意思是邮件的"信"。现在中国说"手纸"的人少了，一般说"卫生纸"。

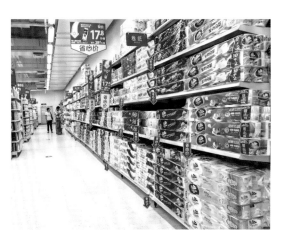

中国超市的卫生纸货架。

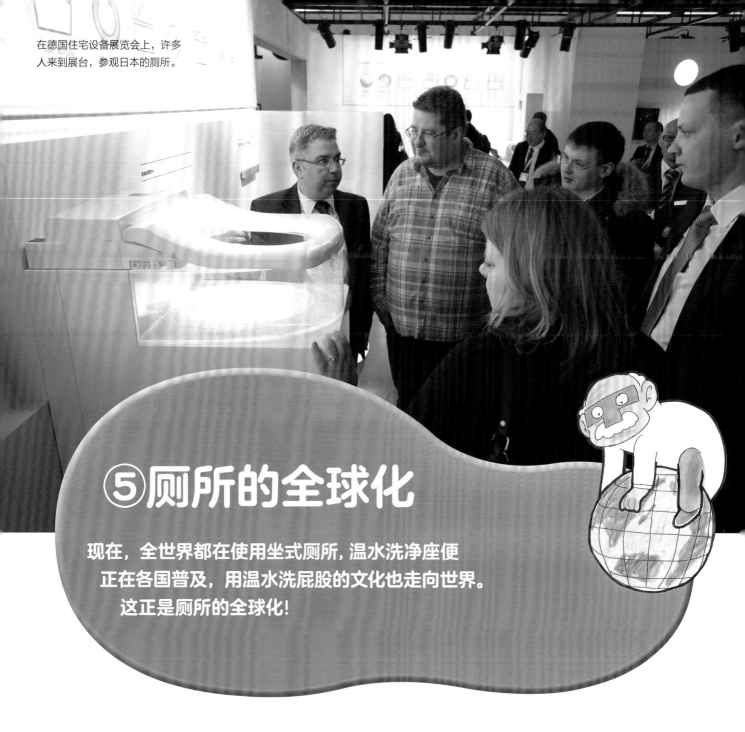

在德国住宅设备展览会上，许多人来到展台，参观日本的厕所。

⑤厕所的全球化

现在，全世界都在使用坐式厕所，温水洗净座便
正在各国普及，用温水洗屁股的文化也走向世界。
这正是厕所的全球化！

厕所在世界普及

"全球化"用英语写是 globalization。

global 是"地球的，全世界的"意思，globe 是"地球"。"全球化"是指企业活动和资金贷借流动越过国界，在全球范围进行。

全球化原来是经济和贸易领域使用的语言，但是现在已用于各个领域。中国瓷器在世界上受欢迎，日本动漫在亚洲和欧洲受欢迎，也可以说是一种全球化（文化的全球化）。另外，还

有"饮食全球化"也在兴起。快餐店遍布世界，意大利面食也被各国人民所喜爱。

全球化日益扩大，据认为是由于通讯、运输、交通工具等技术的进步，使得人流、物流、资金、技术等可以轻易地越过国界。

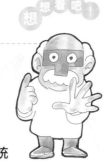

想看吧!

了解更多!

从美国开始的全球化

美国从20世纪80年代起，开始频繁地使用全球化这个词。当时，美国、英国等工业发达国家的有实力的大企业，在许多国家建立分公司，超越国界开展经济活动。这些企业（跨国公司）推进了经济全球化。

●全球化的影响

由于普及快餐店，传统的饮食文化正在消失；由于流行牛仔裤和T恤衫，穿民族服装的人越来越少。各国长期形成的传统文化在不断衰退。

由于普及坐式厕所，蹲式厕所正在逐渐消失，这有什么问题吗？

身穿牛仔裤和T恤衫的非洲妇女。

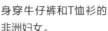

快餐店风靡世界。照片为泰国的快餐店。

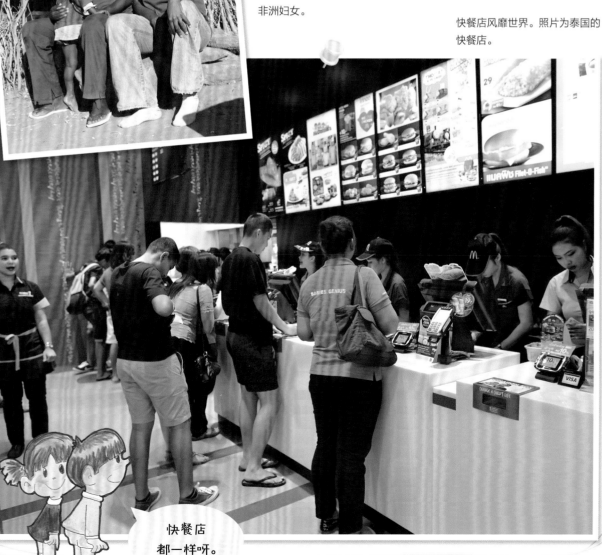

快餐店都一样呀。

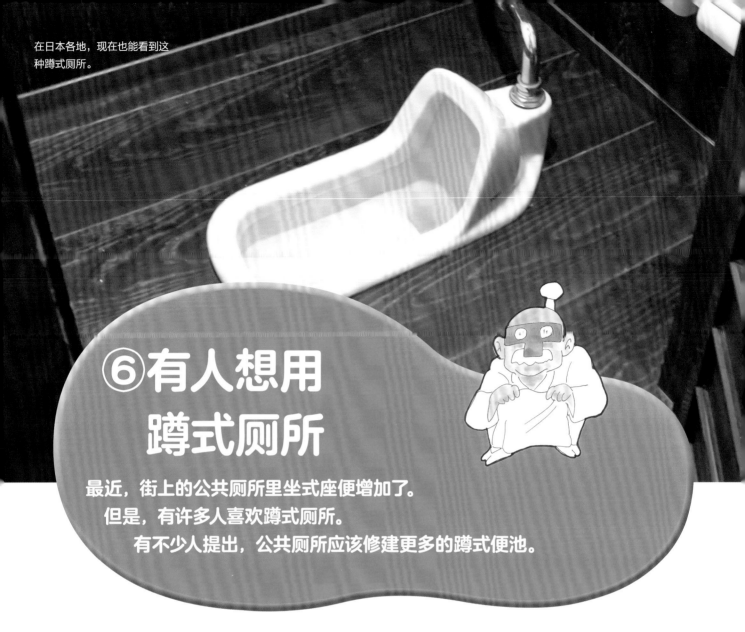

在日本各地，现在也能看到这种蹲式厕所。

⑥有人想用蹲式厕所

最近，街上的公共厕所里坐式座便增加了。
但是，有许多人喜欢蹲式厕所。
有不少人提出，公共厕所应该修建更多的蹲式便池。

蹲式厕所的优点

　　老人和孕妇蹲着上厕所有困难，为了改善这种情况，普及了坐式厕所。但是，最近有人提出，从人体构造来看，蹲着上厕所对健康有益。即使不说医学上的问题，很多人也希望在车站或百货商店等地方的公共厕所里设置蹲式便池，为的是使屁股不直接接触便座。

了解更多！

蹲式温水洗净器被放弃

　　研制出温水洗净座便的公司，1996年试验成功了"温水洗净器W"。但是，到了2003年，便停止了该产品的销售。最主要的理由是，与坐式座便相比，在蹲式便池上蹲姿不稳定，温水难以命中肛门。当时，坐式厕所的数量超过了蹲式厕所，这也是放弃的理由之一。

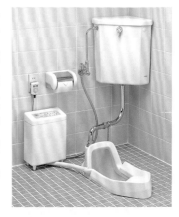

"温水洗净器W"

在世界上引起关注

最近，各国开始关注蹲式厕所。

人在上蹲式厕所时，蹲下和站起来的动作无形中锻炼了大腿肌肉和跟腱，这一益处引起了人们的重视。

根据这一情况，美国和欧洲建议使用踮脚台，高15厘米左右，使用坐式座便时，形成近似蹲着的姿势。现在这种踮脚台已经成为商品，听说很畅销。

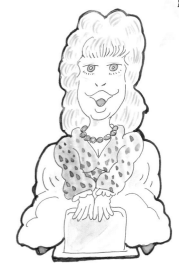

蹲着上厕所对身体好啊。

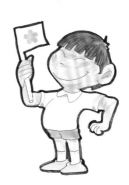

真令人吃惊，蹲式厕所怎么会引起世界关注呢？

了解更多!

世界上最先进的厕所?

美国研发和销售了一种放在座便前的踮脚台。据说用这个姿势大便，大肠被体内肌肉勒紧，容易出便。

● 公共厕所应该是蹲式?
　还是坐式?

从卫生角度来看，皮肤不直接接触便座的蹲式厕所有优点。但是，对于孕妇和腿脚不便的老人来说，坐式的优点更多（→第3册）。在大家都需要使用的公共厕所中，蹲式和坐式哪个好呢？最好两种都有吗？它们的比率为多少合适？从各个角度来想想看吧!

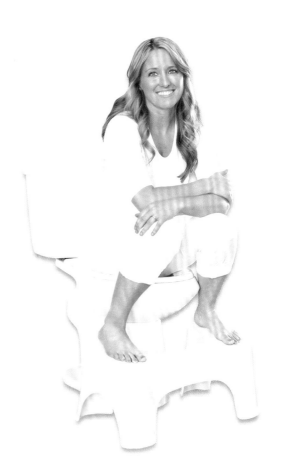

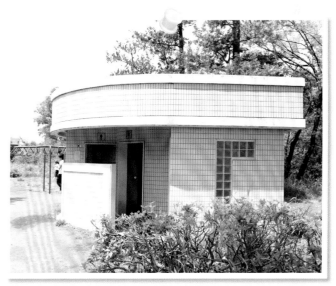

公园里的公共厕所。

29

更详细！

从照片上看看世界各国的厕所标志

如果你不会用外语问"厕所在哪儿？"你可以找厕所标志。
大多数国家的厕所标志，外国人也能看懂。

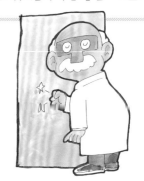

亚洲

中国
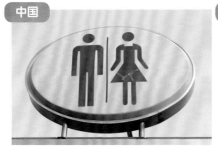

中国街上的厕所标志，是男女并列的图案。

印度

女厕所的标志。

泰国
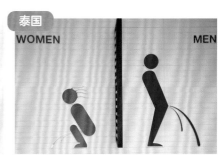

WOMEN   MEN

泰国咖啡馆里的厕所标志。女性蹲着，与日本的蹲式厕所相同。

印度尼西亚
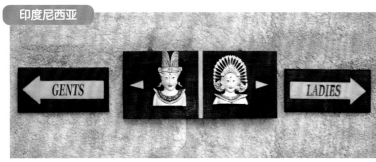

GENTS   LADIES

指着左边的是男厕所，右边的是女厕所。图案上是印尼的神像。

马来西亚
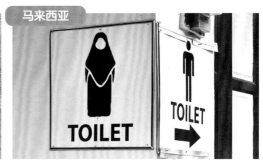

TOILET   TOILET

马来西亚的标志图案。

中东

伊朗
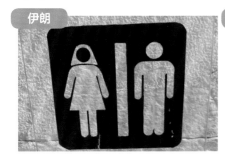

伊朗的厕所标志上的女性也戴着头巾。

阿曼
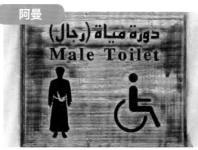

Male Toilet

男厕所的标记。身穿阿曼民族服装的男性剪影。

大洋洲

澳大利亚
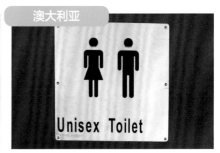

Unisex Toilet

高速公路服务区男女共用厕所的标记。

非洲

埃及

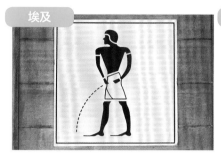

男厕所的标志。设计得像古埃及壁画。

突尼斯

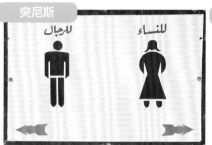

标志上是阿拉伯语。即使不懂阿拉伯语，一眼也能分辨出哪个是男厕所，哪个是女厕所。

坦桑尼亚

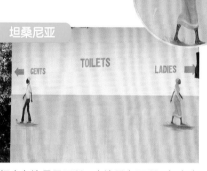

标志左边是男厕所，右边是女厕所。妇女身着坦桑尼亚的民族服装。

欧洲

德国

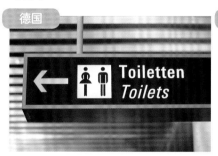

德国机场里的厕所标志。外国人在机场一看就明白。

葡萄牙

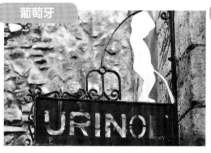

街上的男厕所标志。图案是正在小便的男孩。

俄罗斯

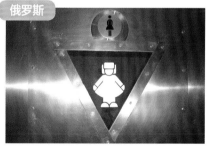

俄罗斯餐厅里的厕所标志。小人身着暖和的图案，象征着俄罗斯的寒冷。

北美

加拿大

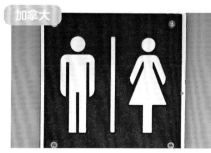

加拿大的室外厕所标志。世界到处可见的男女剪影标志。

美国

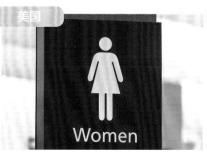

美国机场里的女厕所标志。不像日本那样用蓝色表示男性，用红色表示女性，男女都是黑色。

南美

巴西

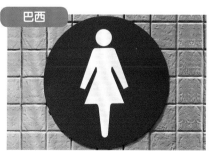

巴西的女厕所标志。与日本相同，女厕所用红色标志。

TOILET NO JIYU KENKYU <2>Kami de Fuku•Te de Fuku!?
Copyright © Kodomo Kurabu & Froebel-Kan Co., Ltd. 2016
First Published in Japan in 2016 by Froebel-kan Co., Ltd
Simplified Chinese language rights arranged with Froebel-kan Co.,Ltd., Tokyo,
through Bardon-Chinese Media Agency
All rights reserved.

Supervised by Shinyou Gesui Kenkyuukai
Edited by Kodomo Kurabu

图书在版编目（CIP）数据

如厕卫生课堂 / 日本 SHINYOU·GESUI 研究会主编；
日本儿童俱乐部编；唐亚明译 . —北京：人民卫生出
版社，2021.3
　　ISBN 978-7-117-31046-8

　　Ⅰ.①如… Ⅱ.①日…②日…③唐… Ⅲ.①废弃物
– 卫生管理 – 少儿读物　Ⅳ.①R124–49

中国版本图书馆 CIP 数据核字（2020）第 262704 号

图字：01-2020-6641 号

如厕卫生课堂
Ruce Weisheng Ketang

译　　者　唐亚明
出版发行　人民卫生出版社（中继线 010-59780011）
地　　址　北京市朝阳区潘家园南里 19 号
邮　　编　100021
E - mail　pmph @ pmph.com
购书热线　010-59787592　010-59787584　010-65264830
印　　刷　北京顶佳世纪印刷有限公司
经　　销　新华书店
开　　本　889 × 1194　1/16
总 字 数　137 千字
总 印 张　6
版　　次　2021 年 3 月第 1 版
印　　次　2021 年 3 月第 1 次印刷
标准书号　ISBN 978-7-117-31046-8
定价(全三册)　158.00 元

打击盗版举报电话：010-59787491　E-mail：WQ @ pmph.com
质量问题联系电话：010-59787234　E-mail：zhiliang @ pmph.com

55检

厕所漫谈·上篇

杨振波

理学博士，联合国儿童基金会原水、环境卫生与个人卫生项目专家

在现代人的社会生活中，厕所无疑是个忽视不了的话题。然而，长期以来，厕所被人们瞧不起，被认为是个"脏的地方"而不能摆到台面上，因此谈论厕所成为了禁忌，似乎是最后的禁忌了。

厕所是个世界性的问题和话题，因为厕所与人有关，它是人排泄的场所，有人的地方就需要厕所。然而各地发展不是齐头并进的。如果说在人烟稀少的地方，人们可以在荒野随地大小便；如果说科学不够进步，人们不知道粪便能够传播疾病，粪便可能暴露；如果说由于交流不够发达，不同地方的人们可以按照自己的文化来形成自己的如厕行为，那么在人口爆炸、科学进步、全球化融合发展的今天，形成满足以人为本的、卫生安全的、生态环境接受为标准和人人能实践为准则的厕所就是当今可持续发展的要求。

或许在有学科分类后，谈论厕所最多的是公共卫生专家，因为粪便能够传播很多种疾病，例如霍乱、腹泻、伤寒、肝炎、寄生虫感染等。他们往往会想到19世纪发生在伦敦的粪便进入水源传播霍乱，从而夺去成千上万人生命的事情。2007年，《英国医学杂志》请读者投票，评选在过去200年中世界医学界最大的里程碑，该杂志选择了环境卫生设施，而不是读者们给出的抗生素、青霉素、麻醉技术、避孕药等。水冲马桶的发明及下水管网的铺设将人的粪便带到了远方，从而与人形成了隔离，避免了粪口传播疾病的发生。

使用安全卫生的厕所的好处不仅仅是能够预防粪口传播疾病，还能促进经济发展、旅游发展、教育事业发展、保护隐私和安全、促进性别平等、保护水资源以及消除贫困等，因此受到联合国不遗余力地推动，如1977年提出的《国际饮水供应与环境卫生十年》(1981—1990)、1989年签署的《儿童权利公约》、2000年9月通过的《千年宣言》及随后的千年发展目标，以及2015年联合国峰会上各国领导人通过的《2030可持续发展议程》及确立的17项可持续发展目标中，都把厕所列为重要的发展内容，并确定为人的基本权利。

杨振波

2021年2月

主编●[日] SHINYOU·GESUI研究会

日本SHINYOU·GESUI研究会成立于1998年，后隶属于NPO（Non-Profit Organization意为"非营利组织"）日本下水研究会。大约每3个月举办一次有关厕所和下水道的讲座，交换粪便和厕所等信息。会员有座便设计师、粪便处理研究员、下水道和清扫管理机构人员、卫生纸研究员、教育界人士、造纸公司人员等20多名会员。为了推广研究会的活动成果，在《都市与废弃物》（环境产业新闻社）上连载"山南海北的厕所故事"，并刊登在研究会官方网页上。

编●[日] 儿童俱乐部
（石原尚子，关原瞳）

"儿童俱乐部"在游戏、教育、福祉、国际交流等领域，策划和编辑与儿童有关的书籍，迄今已出版1000多种作品。

文●[日] TANAKA HIROSHI

绘●[日] UNO KAMAKIRI

1946年出生在日本爱知县。最初在日本电视台从事动漫绘制工作，后来作为插画家独立。在《平凡PUNCH》等各种媒体上发表以讽刺漫画、幽默漫画为主的单幅漫画。2009年担任《读卖新闻》"政治漫画"绘者，代表作有《Ki》《落画》系列等。1979年获日本漫画家协会奖·优秀奖，1991年和2011年获该奖的大奖。曾荣获荷兰漫画艺术节第2名，马其顿漫画世界展大奖等。2016年至今为日本漫画家协会常务理事、"我的八月十五日会"评议员。

译●唐亚明

资深绘本编辑、作家、翻译家，出生于北京，毕业于早稻田大学和东京大学研究生院。1983年应"日本儿童绘本之父"松居直邀请，进入日本著名的少儿出版社福音馆书店，成为日本出版界第一位非日本籍的正式编辑，之后一直活跃在童书编辑的第一线，编辑了大量优秀的绘本，并获得各种奖项。主要著作有小说《翡翠露》（获第8届开高健文学奖励奖）、绘本《哪吒与龙王》（获第22届讲谈社出版文化奖绘本奖）、绘本《西游记》（获第48届产经儿童出版文化奖）等。他曾作为亚洲代表，任意大利博洛尼亚国际童书展评委，并任日本儿童图书评议会（JBBY）理事。现于日本东洋大学和上智大学任教，为中日两国读者翻译和创作了许多童书作品。

科学审核●潘力军

医学博士，研究员，中国疾病预防控制中心环境所环境健康防护室主任。研究方向为：水处理技术、农村环境卫生技术和公共场所卫生技术研究。参加卫生部"十一五"科技支撑等国家重大、重点课题，参与《公共场所卫生指标及限值要求》和《农村户厕卫生标准》等10多项国家标准的制修订。自2020年1月以来，参加新冠肺炎疫情防控，作为一线队员参与了北京新发地农集贸市场疫情现场处置工作，负责制定了WS 696-2020《新冠肺炎疫情期间办公场所和公共场所空调通风系统运行管理卫生规范》。

摄影协助

日本东京都大田区立乡土博物馆、小田原市、日本小野市教育委员会、日本葛饰区乡土与天文博物馆、日本唐津市教育委员会、日本环境省箱根自然环境事务所、日本熊本县环境整备事业协同组合、公益财团法人统计情报研究开发中心、日本九重町役场教育振兴科、关野勉、日本仙台市建设局、日本东京都下水道局、Uniphoto Press International Inc.、TOTO株式会社、森田英树、Bilbo/ PIXTA、©Anibal Trejo | Dreamstime.com ©Morel-Fotolia.com

封面照片

· 西班牙感冒感染预防宣传画：
  日本国立保险医疗科学院图书馆
· 洋式公用便所、洋風公同便所:
  日本东京都大田区立乡土博物馆
· 回收屎尿的工具：
  日本仙台市建设局
· 日本新泻县系鱼川市立系鱼川小学的男厕所：
  学校厕所研究会

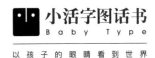

PMPH STONE 人卫青石　小活字图话书 Baby Type
您可以信赖的健康资讯　以 孩 子 的 眼 睛 看 到 世 界

如厕卫生课堂

3 大便其实也重要！
环境·卫生·保健

［日］SHINYOU·GESUI研究会 / 主编　　［日］儿童俱乐部 / 编　　唐亚明 / 译

潘力军 / 科学审核

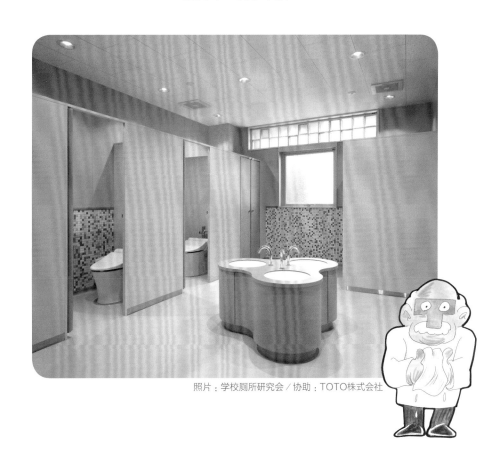

照片：学校厕所研究会 / 协助：TOTO株式会社

人民卫生出版社
·北　京·

序言

小厕所 大世界

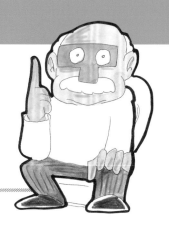

韩启德

中国科学院院士 病理生理学与药理学家

谈起厕所，恐怕我们很多成年人觉得这是难登大雅之堂的话题，也就很少与孩子们交流关于厕所的事情。不过有一句话说：文明并非从文字开始，而是从第一个厕所的建立开始的。正如这套书所展现出来的，厕所的历史、文化与科技不仅与一个国家的经济发展、百姓的生活水平息息相关，同时也与各个国家的文化和习俗有着密切的联系。这本书虽然是给小朋友看的，我相信就是做父母的看了，也有大开眼界之感。可谓"小厕所，大世界"。

厕所的话题，应该包括密不可分的两个方面，一个是厕所的演变和发展，一个是如厕习惯的养成以及与健康关系的认知进步。回望过去的 200 年，在改善人类健康状况的各种因素中厕所改革排名第一。可谓"小厕所，大事情"。

厕所发展到今天是人类在付出极为惨重的代价后才不得不重视和面对的，从第一个厕所产生到如今遍及家家户户，是人类在公共卫生与生活健康领域取得的巨大进步。也许我们难以想象在中世纪的欧洲，人们会把粪便直接倾倒在城市的街道上；难以想象现在世界上还有很多人没法用上干净卫生的厕所；难以想象人类为了合理地处理粪便，付出了怎样的智慧与努力，可谓"小厕所，大学问"。

作为一名医学工作者，我常常在想，人类千百年来积累沉淀下来的健康智慧，如何讲给我们的孩子听呢？我们大人该如何将厕所这件看似是不起眼的小事，但其实是亿万人的大事讲给孩子们听呢？少年儿童的健康发展，离不开良好的个人卫生习惯的培养，而培养卫生习惯很重要的一个方面，就是要解答孩子有关卫生方面的"为什么"。要从小养成健康习惯，建立健康生活方式，科学如厕是其中重要的一环，本书为此提供了非常好的建议。据统计，每人每天要大概花费 15 分钟在"如厕"上，人的一生，大概有两年时间是在厕所中度过的。正因为人人都要上厕所，因此，通过这样的话题给孩子们讲述知识是非常有效的。

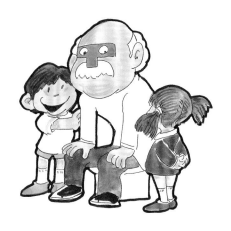

习近平总书记曾指出："民生存在于每一件小事，亿万人的小事就是一件大事。""厕所问题不是小事情，是城乡文明建设的重要方面，不但景区、城市要抓，农村也要抓，要把它作为乡村振兴战略的一项具体工作来推进，努力补齐这块影响群众生活品质的短板。"随着经济社会的飞速发展，我国城乡厕所条件也有了根本性的改善。我们不仅要继续不断改进厕所条件，而且要在全民就厕卫生习惯上取得更大的进步，而习惯需要从小养成。

在众多的少儿绘本里，我关注到优秀的健康绘本并不多，能有效引导孩子健康思维的绘本就更少了。我们大人很容易忽略这些日常的琐事与健康大环境的关系，身边的事物不经思考和推敲就习以为常，那就错过了生命中极为重要的乐趣——发现和溯源，而孩子却有天然的这样的能力，能深刻地发现这些乐趣。本套绘本内容丰富有趣，精打细磨，图文精致，适合儿童心理，是一套难得的儿童健康教育绘本。希望它能惠及更多家庭，惠及社会。

这套书是从日本翻译过来的，很多地方值得我们学习。我希望我们国家也能有更多优秀学者潜心投入少儿科学传播工作，以更加深切的爱心、更加深入的思考、更加精湛的技艺，早日创作出更多优秀的关于少儿健康的科普作品。

韩晓驰

2021 年 1 月

漫画／UNO KAMAKIRI　原作／高桥秀雄

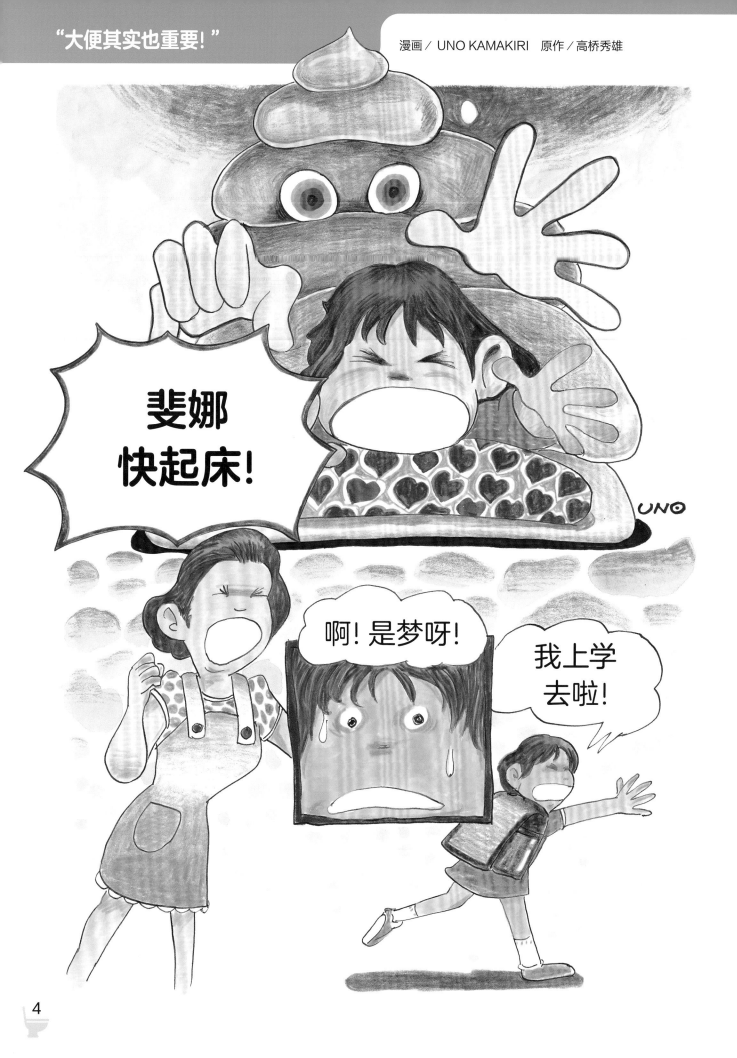

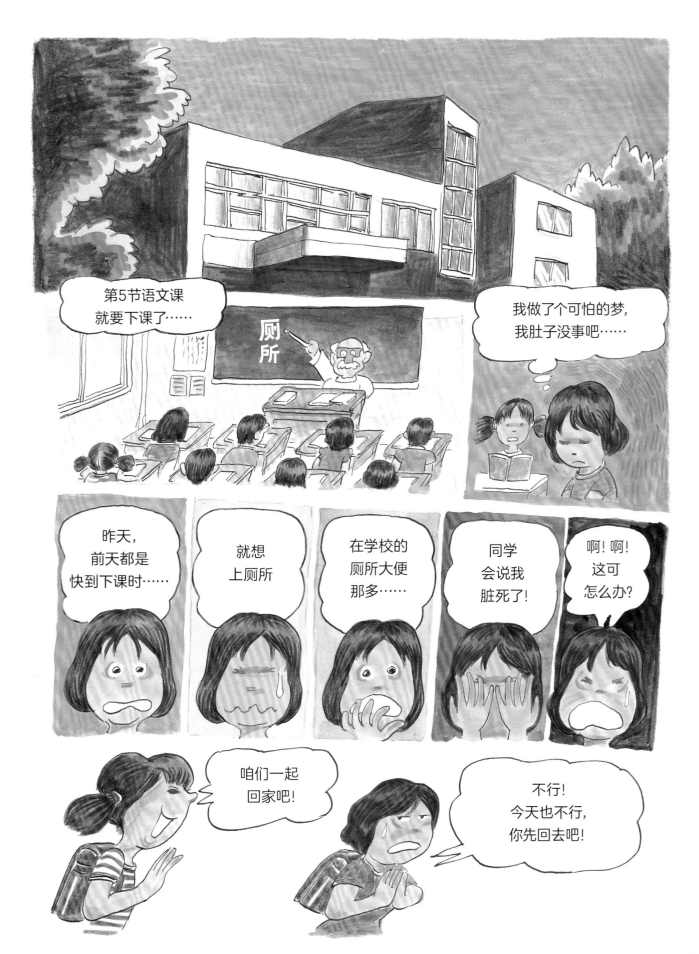

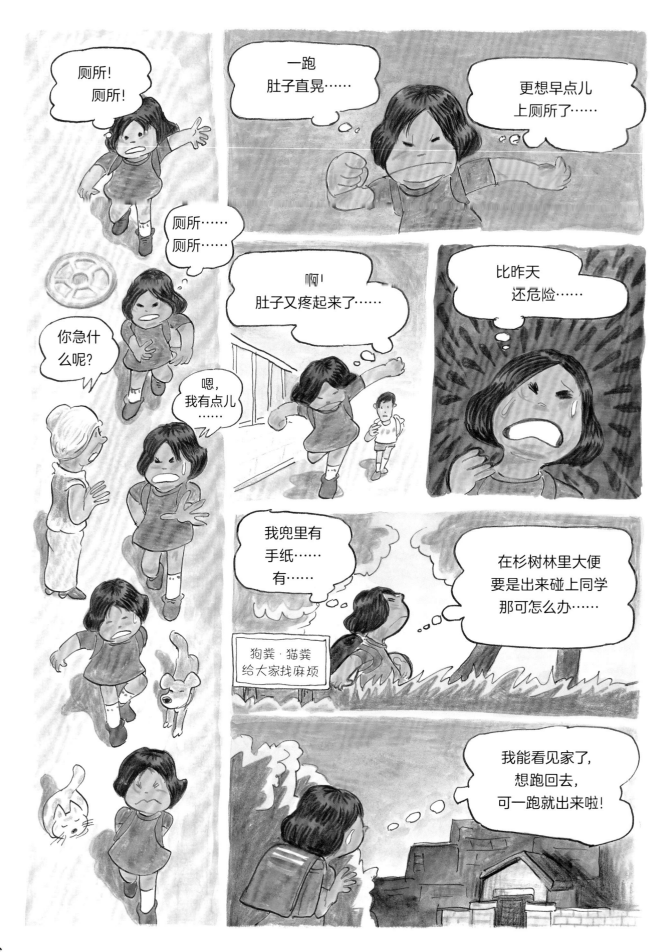

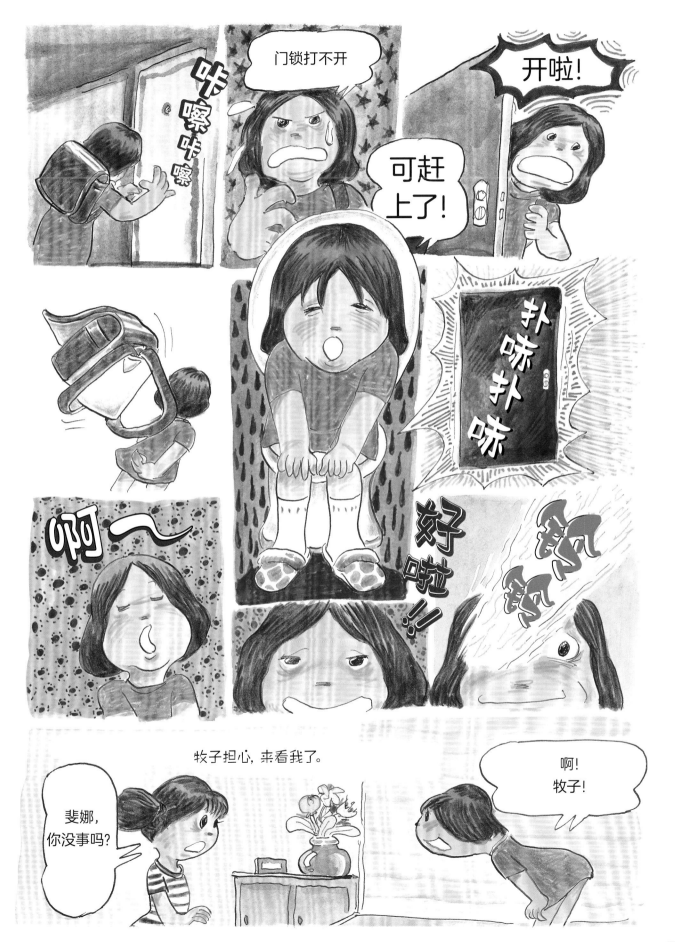

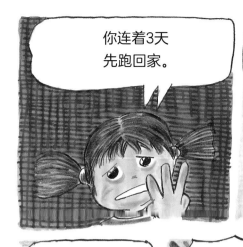

你连着3天
先跑回家。

你担心我
来看我啦。

我拼命跑是为了
上厕所, 对不起。

……

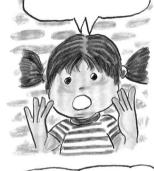

你怎么不在
学校上厕所呢?

同学们
会说
我臭……

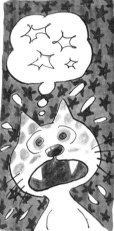

我也被说过,
就是那个叫一平的。
呵呵呵呵……

那后来呢?

一平说他不拉屎,
我就说,
那你身体里
填满了屎。

哎呀,
牧子真聪明!

可是啊,
大便后我不愿被
别的同学说我臭。

就跑到体育馆
去洗手。

哎,
为什么?

我一跑,
身上的臭味儿就飞了呗。

原来是这
样啊。

我每天都看自己的大便呢。

每天，1根或2根像香肠似的。

哇……屎香肠，我再也不吃香肠了。

我说，斐娜你应该观察一下大便呀。

观察大便，能看出有没有病……

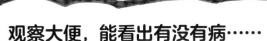

茶色大便　　　红色大便　　　黄色大便　　　黑色大便

如果是红色或黑色，你就得注意了！今天咱们说大便说来劲儿啦！

嗯！

斐娜，你又精神起来了！你说"嗯"，和大便使劲儿时的声音一样呀！

● 不好意思在学校的厕所大便吗？

想想看吧！

谁都有突然想大便的时候。有厕所为什么不去？这可不应该。在学校，取笑去厕所大便的同学是不对的。想想看，嘲弄上厕所的同学合适吗？

前言

你们有过这样的经历吗？走在外面时突然想上厕所。有时是在野外郊游，或是在海里游泳，可是哪儿都没有厕所！不得已，只好就地解决。其实，人类"处理粪便"，最早就是"随地大小便"。

在很早很早以前，人类生活在原野或山间，后来逐渐建立了村落。

那就不能随地大小便了，不仅臭气熏天，一脚踩在屎上多恶心呀！所以，人们学会了在固定的地方大小便，那地方就是厕所！

在人口少的时代，人们任由大自然处理粪便，也不会造成环境污染，但是随着时代发展，人口增多，城市出现以后，就不能那样做了。处理粪便成为与环境和卫生有关的大问题。后来，出现了马桶，马桶的形状和厕所的样式在不断变化。

在日本，从绳文时代前期的鸟滨贝冢发掘出了许多粪化石和木桩痕迹。由此可知，当年人们是从栈桥上伸出屁股大便的（栈桥式厕所）。

把大便拉到水里，按现在的说法是"水冲厕所"。至今在环太平洋地区，仍然可以看到这种厕所。

在奈良时代（710—784），日本人称厕所为"厠"。据专家考证，语源大概来自"川屋"（在河上盖的小屋）。日语的"厠"与"川屋"发音相同。

现在说了一点儿"厕所的故事"，是不是很有意思呢？可是，厕所不光有意思，如果你调研一下，会发现厕所背后有许多问题值得我们思考呢！比如厕所的技术发展，各国在文化上的差异，环境与卫生、保健等各种问题……

那么，请大家认真阅读这套丛书的❶❷❸册，成为"厕所博士"吧。

❶洗屁股的习惯出现了！
　起源·历史·技术的变迁
❷用纸擦？用水洗?！
　加深对不同文化的理解
❸大便其实也重要！
　环境·卫生·保健

你也可以把"厕所研究"作为学校自主研究的课题呀！

儿童俱乐部 TANAKA HIROSHI

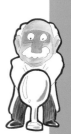

本书的用法

大标题

明确易懂的标题，简单说明这两页的内容。

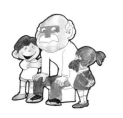

厕所博士和两个小孩，帮助你研究厕所。

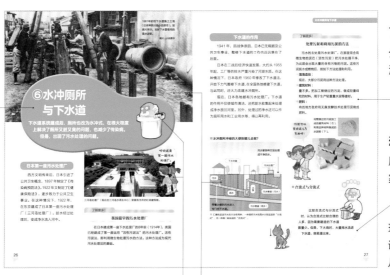

了解更多！

介绍多样的信息，使读者深刻理解书的主题。

想想看吧！

厕所博士提出建议，让大家深度思考。

珍贵的照片和插图，补充说明书中内容，帮助读者从形象上理解。

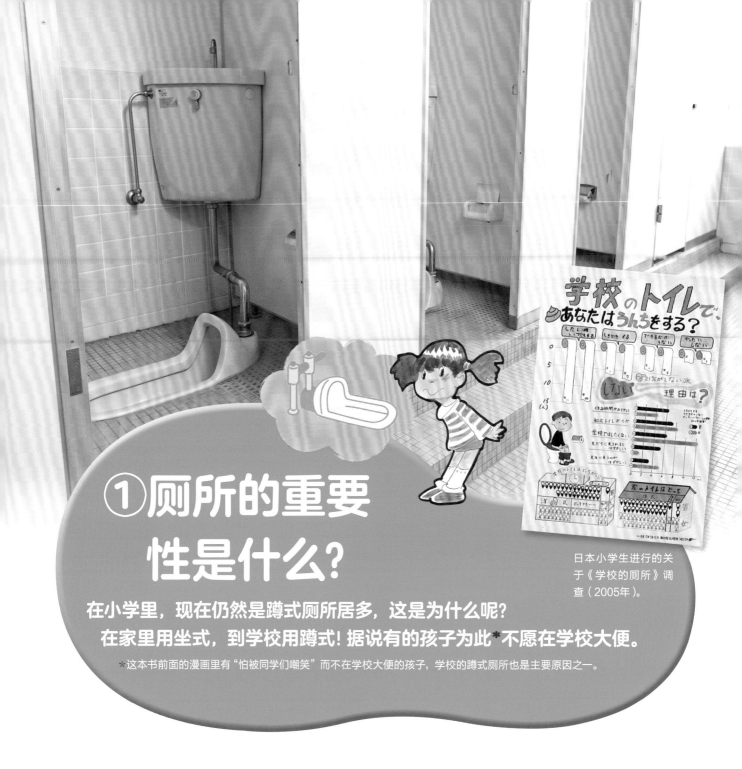

①厕所的重要性是什么?

在小学里,现在仍然是蹲式厕所居多,这是为什么呢?
在家里用坐式,到学校用蹲式! 据说有的孩子为此*不愿在学校大便。

＊这本书前面的漫画里有"怕被同学们嘲笑"而不在学校大便的孩子,学校的蹲式厕所也是主要原因之一。

日本小学生进行的关于《学校的厕所》调查(2005年)。

小学一年级第一次上蹲式厕所

现在,日本家庭基本是坐式厕所。多数人已经习惯用温水洗净座便洗屁股。尽管如此,小学的厕所仍然以蹲式便池为主。有的孩子上小学才第一次上蹲式厕所。一般来说,蹲式厕所不受孩子们的欢迎,有的孩子不想用,就憋着大便不上学校的厕所。

学校厕所陈旧

2011年,日本改善学校厕所的方案公布后,一部分地区正在积极整修学校的厕所。有的学校用彩色瓷砖等把新厕所装修得明亮整洁,还安上了坐式座便。但是,也有进展不顺利的地区。有的地区因为优先改建防震校舍,没有预算再修厕所了。

不在学校大便的理由

小林制药株式会社进行了调查*,当问道"你是否有过憋着大便不上厕所的经历"时,回答"有过"的孩子中,蹲式厕所为主的学校占57%,坐式厕所为主的学校占35%,反映出了两种厕所的差距。这表明,不在学校大便的理由之一是蹲式厕所。但是,理由不限于此。如同本书开头的漫画,在学校厕所大便怕被同学们笑话也是理由。

＊根据2015年小林制药株式会社的《小学生的厕所实际情况调查》。

了解更多!

座便发货数量

某座便公司1977年的坐式座便发货数量超过了蹲式便池,2013年度坐式达到了99%,而蹲式只有1%。尽管如此,学校的厕所仍然多是蹲式。对于学校的厕所,日本文部科学省(相当于中国的教育部)没有具体指导,由各地方政府自己决定。

了解更多!

学校男厕所全部改成单间

这已经是前些年的事了,有的小学拆除了男用小便池,全部改成了单间坐式厕所。当时人们议论纷纷,后来也没有得到普及。

表示赞成的意见说:"之前有些孩子憋着不去厕所大便,这样改成单间比较理想。"表示反对的意见说:"男孩子需要小便池。""单间不能保证使用数量。"有人还说:"男孩子坐着小便太可笑了。"

在日本全国议论之后,得出的结论是:"男孩平时也会有使用小便池和蹲式厕所的情况,应该让他们适应。"所以,目前日本的学校男厕所并没有完全改成单间。

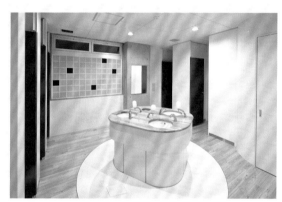

2013年建校的日本大分县九重町立九重绿阳中学,学生用的男厕所全部是单间。

● 厕所应该都是坐式吗?

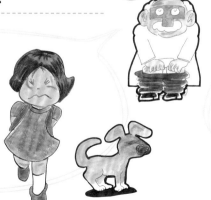

想想看吧!

为了使孩子们在学校不憋着大便,应该把学校厕所改成坐式吗?

● 重新评价蹲式厕所

蹲式厕所有以下的优点:

● 用得上劲儿,容易拉出来。

● 容易看到自己拉出的大便,可以知道身体的变化。

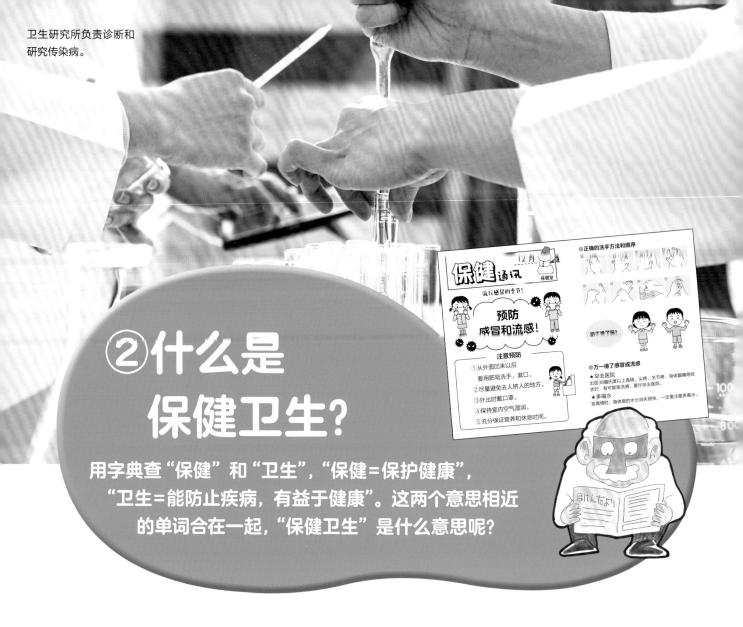

卫生研究所负责诊断和研究传染病。

②什么是保健卫生?

用字典查"保健"和"卫生","保健=保护健康","卫生=能防止疾病,有益于健康"。这两个意思相近的单词合在一起,"保健卫生"是什么意思呢?

保健工作和卫生工作

"保健"和"卫生"几乎用于相同的地方,与传染病有关时多用"卫生",其他情况多用"保健"。

日本各地都设有"卫生研究所",主要用于诊断和研究传染病。但是,"卫生学"的研究领域,不仅是传染病,各种与健康有关的问题都是研究对象。

近年来,人们认识到"预防流感,洗手和戴口罩比接种疫苗还重要。"为了证明这种说法,在学校进行实地调查是"保健"工作;而调查手上带有病原微生物的数量,调查病毒如何传播,是"卫生"工作;运用卫生领域的研究结果,指导学生和儿童是"保健"工作。就像这样,"保健"和"卫生"互补,帮助人们与传染病做斗争,保护健康的身体。

了解更多!

保健体育

日本中学有"保健体育"课。这是为了增进健康,增强体力,使学生身心得到平衡发育。近年来,日本把保持和改善环境卫生、预防传染病也作为保健的重要内容。

指导孩子们便后要洗手

许多人习惯大便后用卫生纸擦屁股，用水冲洗手。但是，洗手时用肥皂好好洗的人似乎不多。

大便的成分 80% 是水分，其余的 20% 是固体，含有大量的肠道细菌，以及它们的尸体。

"肠道菌群"平时生息在人或家畜的肠内，大多无害。但是，在一定条件下，有些肠道菌群也可以引起疾病，叫条件致病菌，排入外环境被人体摄入致病，可以引发腹泻等消化道症状及并发症。大肠杆菌很小，可以穿透卫生纸的纤维缝隙。即使用温水洗净座便把屁股洗干净了，擦屁股上的水时，病菌仍然有可能沾到手上。为此，"保健"工作是指导学生用肥皂好好洗手。

了解更多！

诺如病毒

诺如病毒全年均可感染，寒冷季节呈现高发，主要表现为腹泻和呕吐。传播途径主要为粪口传播。

编者注：本次新冠疫情中，检测人员已发现病患排出的粪便里也含有新冠病毒，可能引起环境污染，小朋友尤其要注意便后洗手，预防新冠病毒从口而入。

● **传染病可怕吗？！**

想想看吧！

明知感染上流感病毒、诺如病毒、肠致病性大肠杆菌等，身体会很难受，那么你是否注意防范了呢？或是觉得与己无关呢？想一想自己平时是怎么做的吧。另外，还要想一想这页说的传染病与厕所的关系，你自己是否充分意识到了这些问题呢？

好好洗手，别得传染病！

为了防止传染病，上厕所后，用肥皂洗手特别重要。

小便时

在厕所小便后，手上会沾上细菌。

与大便不同，健康人的小便是无菌的。但是，厕所的门把、便座、冲水把手等都有可能带着细菌。所以，上厕所后应该好好洗手。

洗手要点

为了保护自己不被疾病传染，防止食物中毒，上厕所后要用肥皂洗手。光用水洗是不够的，而且，不是用了肥皂就行了，有必要像下图那样掌握正确的洗手方法和顺序。

还有，细菌容易在潮湿的地方繁殖，洗完手一定要擦干。

了解更多!

上厕所要注意的事

上厕所的时候我们要注意如厕环境是否干净卫生，不要接触污物。同时在小便时，不要把小便溅到坐圈上，保持公共卫生，方便后面如厕的人。另外，经常能看到人们在上厕所的时候玩手机，请你们想一想，这样做好吗？

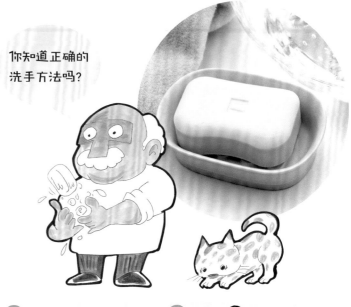

你知道正确的洗手方法吗？

■**正确的洗手方法·顺序**

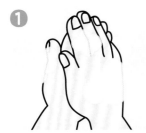

❶ 用水打湿手，把肥皂打出沫，先揉搓手心，掌心对掌心搓。

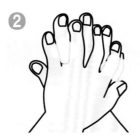

❷ 交叉手指，掌心对手背搓擦。

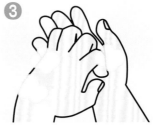

❸ 把手指立在手心上，仔细洗指甲、指尖。然后，两手互握搓指背。

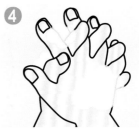

❹ 交叉手指，仔细洗手指之间和手指根部。

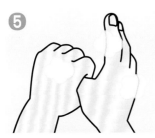

❺ 用一只手转着洗另一只手的大拇指根部到指尖。

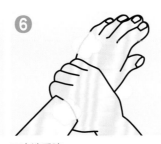

❻ 不忘洗手腕。

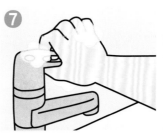

❼ 为了防止洗干净后的手再次被污染，冲洗水龙头。

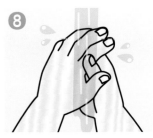

❽ 最后用水好好冲洗手，然后用清洁的毛巾擦干后再风干。

看照片上的学校厕所

为了让孩子们使用厕所时感到舒适，许多
学校下了功夫。

看看最新式的
学校厕所吧！

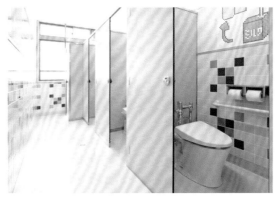

用彩色瓷砖装修的女厕所，明亮可爱。孩子们出的主意也
反映在设计中。（日本爱知县丰田市立土桥小学）

照片：（株式会社）东畑建筑事务所

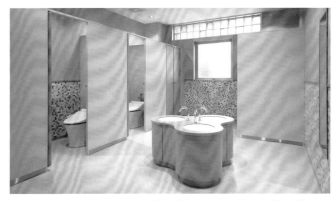

用橘黄色调统一色彩的女厕所。每个单间里都有温水洗净座便和排泄消
音功能。洗手池设计成小岛型，同学们可以边洗手边说话。（日本石川
县白山市立松南小学）

照片：学校厕所研究会

用可爱颜色搭配装饰
的低年级女厕所。男
女厕所为了个子小的
孩子各设置一个比一
般尺寸低6.4厘米的座
便。（滋贺县近江八幡
市立北里小学）

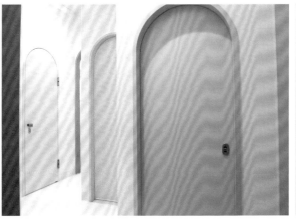

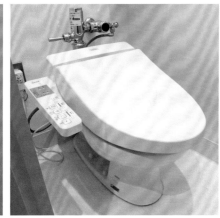

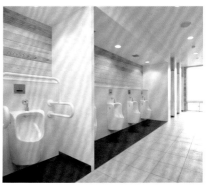

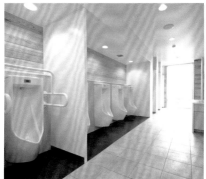

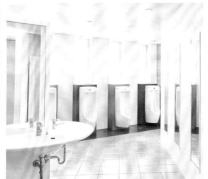

从左起是低年级、中年级、高年级的男厕所。考虑到学生的身高，设置了高低大小不同的小便池。小便池下的地面，使用的是难以沾染
臭味和脏物的建材。（日本新泻县系鱼川小学）

照片：学校厕所研究会

协助：TOTO株式会社

17

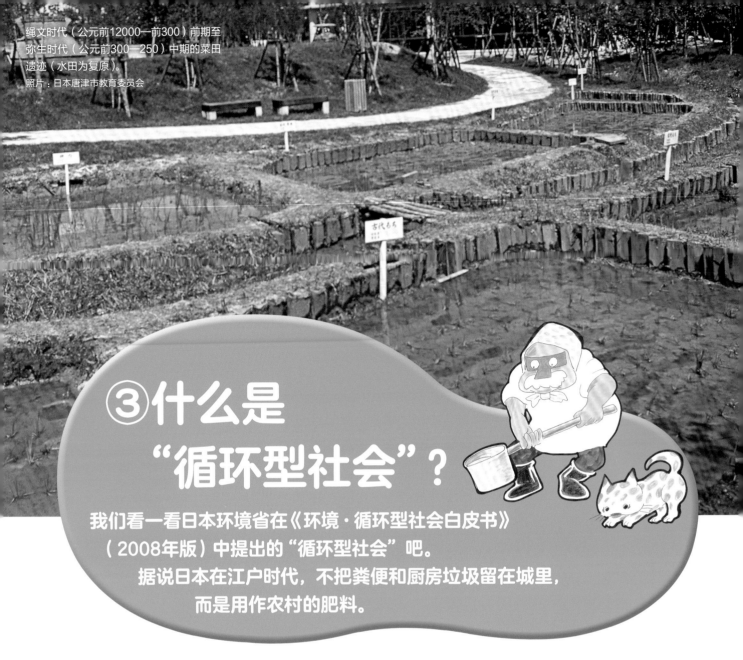

绳文时代（公元前12000—前300）前期至
弥生时代（公元前300—250）中期的菜田
遗迹（水田为复原）。

照片：日本唐津市教育委员会

③什么是"循环型社会"？

我们看一看日本环境省在《环境·循环型社会白皮书》
（2008年版）中提出的"循环型社会"吧。
据说日本在江户时代，不把粪便和厨房垃圾留在城里，
而是用作农村的肥料。

日本种稻和肥料的历史

在绳文时代末期至弥生时代，最早是刀耕火种，后
来从中国和朝鲜半岛传来了种稻方法。随着日本列岛的
人口增加，需要更多的大米，人们便用牛粪和马粪作肥料。

到了镰仓时代（1192—1333），开始实行一年种
两茬的耕作方式，分别种大米和小麦，人的粪便被当作
肥料。

到了江户时代（1603—1868），幕府奖励修建厕所，
以收集粪便用于肥料。不仅在农村，在城市里也大力兴
建厕所，积极收集粪便作为农作物的肥料。

江户时代，农民挑着装满
粪便的粪桶。

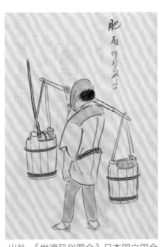

出处：《世渡风俗图会》日本国立国会
图书馆所藏

循环型社会的情况

从厕所淘出粪便，用大板车或马车、小船等运往郊外的农村。农民先把它们放进"粪坑"，存放一段时间后，再撒入农田。

在江户（现在的日本东京）等城市收集的粪便被作为商品出售（→第1册）。把粪便撒在农田里当肥料，再把农田收获的大米和蔬菜卖给江户城的居民，这就是江户时代的"循环型社会"。

下图反映了当时的情形。

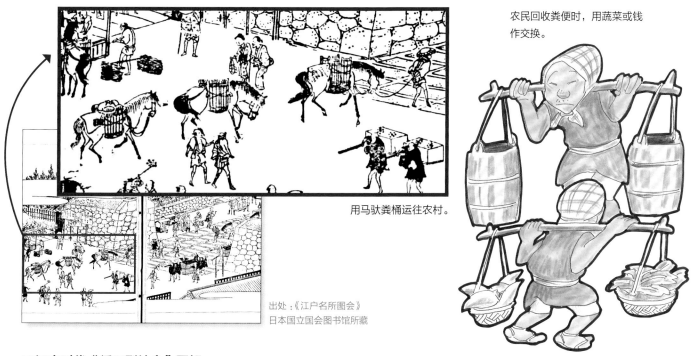

用马驮粪桶运往农村。

出处：《江户名所图会》
日本国立国会图书馆所藏

农民回收粪便时，用蔬菜或钱作交换。

■ 江户时代"循环型社会"图解

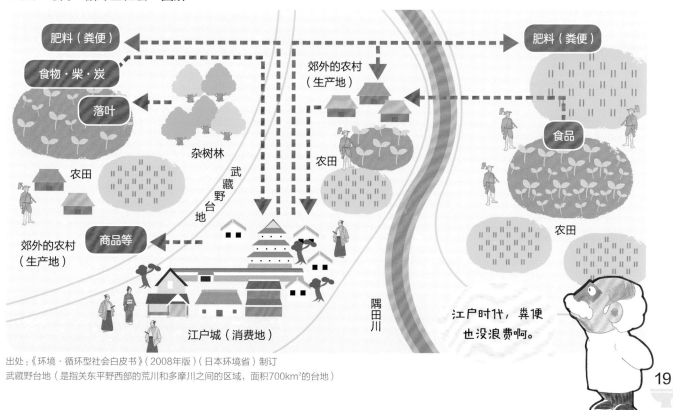

肥料（粪便）
食物·柴·炭
落叶
杂树林
郊外的农村（生产地）
农田
武藏野台地
肥料（粪便）
食品
农田
商品等
郊外的农村（生产地）
江户城（消费地）
隅田川
江户时代，粪便也没浪费啊。

出处：《环境·循环型社会白皮书》（2008年版）（日本环境省）制订
武藏野台地（是指关东平野西部的荒川和多摩川之间的区域，面积700km²的台地）

江户的城市与欧洲的城市

历史上的江户城被认为是同时期世界少见的卫生城市。城里不存放粪便，而是运出去作肥料，让粪便回到土地。

与此相比，近代欧洲的城市随着人口增加，城里到处是粪便，路上的污垢堆积如山（→第1册）。其结果是鼠疫和霍乱等传染病大流行，夺走了无数宝贵的生命。

而当时江户城等日本的城市很少发生传染病，其原因是可能是不随便放置成为病原体传播媒介的粪便。

在江户之外？

江户时代，在江户城以外的地区，也根据本地情况形成了循环型社会。在大坂（现在的日本大阪），大坂城和摄津、河内（现为大阪附近的两个县）等郊外的农民，签订了淘粪作肥料的合同。另外，加贺的前田藩（现在的日本石川县），留着有效利用粪便的记录。就像这样，在当时的日本全国各地，都建成了循环型社会。

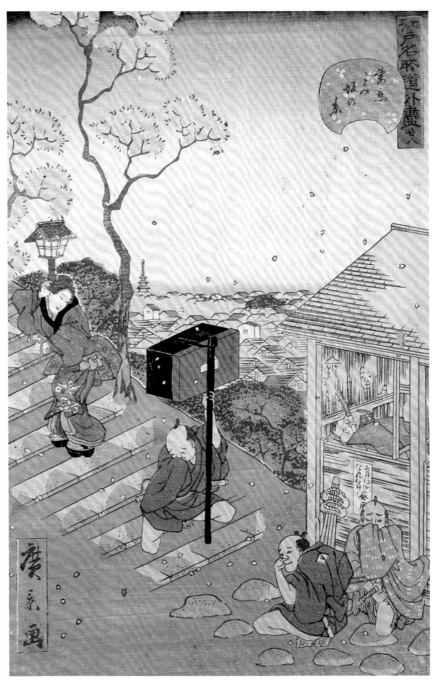

描绘江户城里景象的浮世绘。江户人口最多时达到了100万。
出处：《名所江户百景》
都立中央图书馆特别文库室所藏

歌川广景的浮世绘《妻恋五味坂风景》。画上的武士正在江户街上的厕所大便。

可以把粪便撒在农田里吗？

不用说，任意放置粪便是极不卫生的，不仅散发恶臭，还会成为传染病的发源地。但是，把收集来的粪便立即撒进农田，其中含有的氨等化学物质会破坏农作物的根部。

用粪便当肥料，需要设法处埋以使其不致作物腐烂，不发生传染病。

日本自古以来的处理方法是，把粪便放进粪坑，使之成熟。"粪坑"是把粪便变为肥料的设备。说是设备，就是在田边挖出大坑，或埋上大粪桶，或在坑周围围上四方形的木框。

粪便在粪坑里逐渐发酵，发酵产生热能，粪便被微生物分解，成为可以撒向农田的状态。

了解更多!

江户周边的蔬菜

在江户周边栽培的蔬菜，比如练马萝卜、小松菜到现在也很有名。它们都是用粪便作肥料培育出来的。

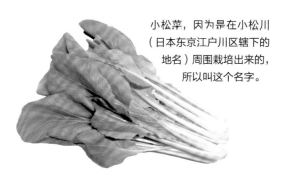

小松苹，因为昰在小松川（日本东京江户川区辖下的地名）周围栽培出来的，所以叫这个名字。

● **用人的粪便培育出的农作物**

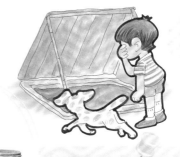

从前，人们吃的稻米、小麦、蔬菜等，都是用粪便作肥料的农田里长出来的。那么，你愿不愿意吃用粪便培育出来的农作物呢？如果不愿意，那是为什么呢？想想看吧！

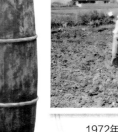

这就是粪坑呀？

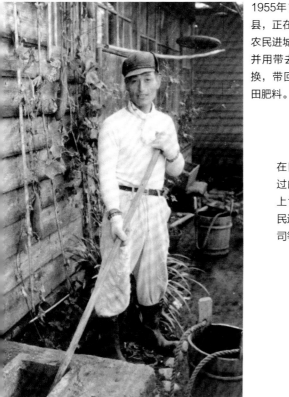

1955年前后的日本熊本县，正在城里淘粪的农民。农民进城到各家收集粪便，并用带去的蔬菜和大米交换，带回的粪便会用作农田肥料。

在日本仙台市近郊回收粪便用过的工具。在仙台近郊，从上世纪50年代前期起，农民进城到住家、学校、公司等处收集粪便。

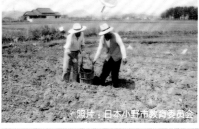

照片：日本小野市教育委员会

1972年前后，往地里撒粪便的农民。

摄影：松本始

提供：日本熊本县环境整备事业协同组合

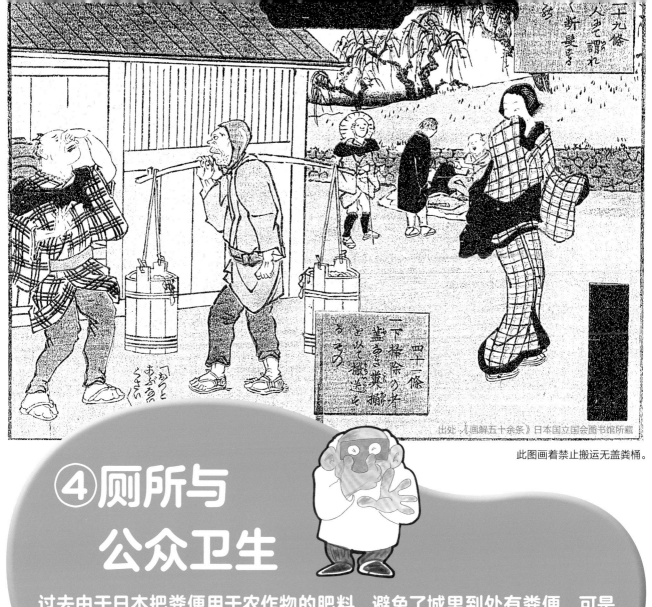

出处：《画解五十余条》日本国立国会图书馆所藏

此图画着禁止搬运无盖粪桶。

④厕所与公众卫生

过去由于日本把粪便用于农作物的肥料，避免了城里到处有粪便。可是，进入明治时代（1868-1912）后，东京等大城市出现了粪便难处理的问题，同时，也出现了有关公众卫生的问题。

文明进步带来了厕所现代化

经过江户时代（1603—1868）长期闭关自守，进入了文明进步的明治时代，西方文化开始传入日本。明治政府以建设现代国家为目标，意识到要尊重外国人的看法，禁止了无盖粪桶。当时从厕所淘出来的粪便都是装在粪桶里搬运的。

另外，还禁止了随地小便，违者罚款。取缔随地小便，是当时警察的重要任务之一。

为了防止随地小便，政府鼓励建设公共厕所。1879年，在横滨市建成了第一座现代化公共厕所。当时公共厕所名为"公同厕所"，设计成日本人没见过的时髦的六角形洋式建筑。屋顶中央是塔形换气口。厕所有3个入口，厕所中间是3个大便处，还有呈放射形的6个小便处。

—

公同厕所后来经过多次改良，名字也先后变为"共同便所""公共便所""公众便所"。

这厕所好讲究啊！

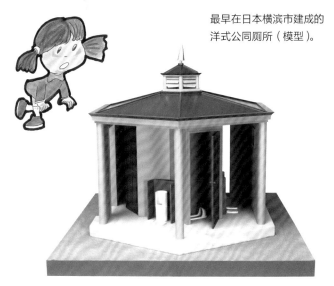

最早在日本横滨市建成的洋式公同厕所（模型）。

日本东京都大田区立乡土博物馆所藏

日本的公众卫生

据日本辞典《大辞林》解释，"公众卫生"是"广泛预防各地区人们的疾病，由公私等各种组织进行社会性卫生活动，以保护和增进人们的健康。"其中包括流行病学、学校保健、环境卫生、食品卫生等领域。

"流行病学"是医学的一个领域，从疾病与生活环境的关系这一角度，研究经常群发的传染病。日本进入明治时代后，开始引进这种公众卫生概念。

另外，"学校保健"是指在学校"保护和增进儿童和学生的健康"，"在学校的教育活动中，有必要把关心健康和安全问题作为集体教育的内容。"学校正积极地进行着保健管理和保健教育。

公布改良厕所

到了明治、大正时代（1912—1926），在人口剧增的城市，粪便量不断增加。同时出现了消化系统的病原菌（霍乱弧菌、伤寒杆菌等）及寄生虫等病原微生物引发的人类疾病，这些成为了严重的公共卫生问题。

于是，积极改良淘粪式厕所，卫生处理粪便成为当务之急。1927年，公布了"内务省（日本行政机构之一）式改良便所"*。

＊ 1938年成立了厚生省（全名厚生劳动省，日本行政机构之一），逐渐改称为"厚生省式改良厕所"。

有了公共卫生概念，厕所也进化了呀。

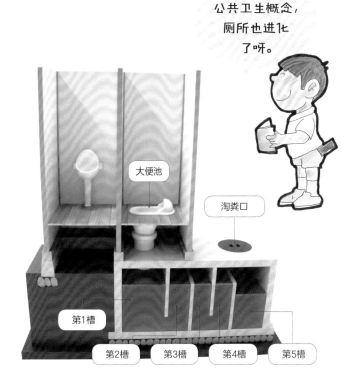

大便池

淘粪口

第1槽　第2槽　第3槽　第4槽　第5槽

"厚生省式改良厕所"（模型）。

日本东京都葛饰区乡土和天文博物馆所藏

这种改良厕所，分5个水泥便槽。各个隔板上下都有缝隙，旧的粪便被新的粪便按顺序挤到下一个便槽里。粪便被挤到淘粪用的第5槽需要3个月的时间，粪便在这期间发酵，消化道排出的病原菌和寄生虫卵也会灭绝。

⑤传染病与下水道

有人认为，下水道之所以发达，是由于传染病大流行曾夺去了许多人的生命。这到底是怎么回事呢？

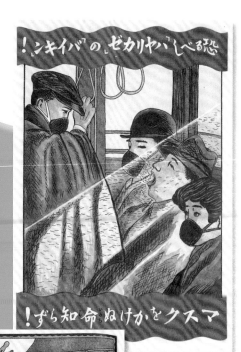

为预防大流感的传播，当年招贴的宣传画。

日本国立保健医疗科学院图书馆所藏·日本内务省卫生局著《流行性感冒》1922年3月

袭击欧洲的传染病

在中世纪的欧洲，随着城市人口增加、缺乏卫生管理，粪便被任意倾倒在街上，城市卫生状况恶化（→第1册），导致了鼠疫和霍乱等传染病大流行。

1350年前后，在欧洲流行鼠疫。人被传染上鼠疫后，皮肤上会出现大块黑斑，然后死亡。人们恐怖地称之为"黑死病"。在那个时代，科学上还没弄清鼠疫的原因，因此有各种流言蜚语，就连给鼠疫患者看病的医生都以为，与患者对视会被传染，所以治病时戴着鸟嘴型面具。

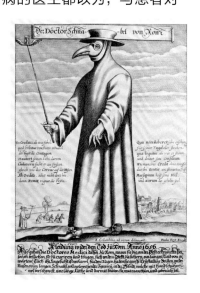

欧洲中世纪戴着面具治疗鼠疫的医生。

17—18世纪，欧洲流行天花、斑疹伤寒。进入19世纪后，流行结核病。1848年，在英国爆发流行的霍乱随着陆路和海路传遍全世界。1858年日本全国范围流行霍乱，仅江户一个城市就死了10万人以上。在那以后，到了明治时代（1868—1912）霍乱再次流行。

第一次世界大战末期（1918—1919），流感在全世界大流行，夺去了无数人的生命。在日本流行时，据说死了大约38万人。

传染病流行过后的下水道

1350 年前后，鼠疫在欧洲大流行，1370年，法国巴黎修建了下水道。后来，1740 年建成了巴黎环状大下水道。

18 世纪英国开始工业革命，城市人口更为集中，城市陷入严重的不卫生状态。19 世纪欧洲各地流行霍乱等传染病。1848 年，霍乱在伦敦大流行，1856 年，伦敦开始兴建下水道系统，于 1863 年建成。在此之后，以往直接流入泰晤士河的污水，变成通过下水道流入远离市区的河下游。

在欧洲其他国家和美国等国家，也开始兴建下水道。巴黎在 19 世纪 80 年代初流行伤寒，其结果使巴黎也开始重视下水的处理问题，大规模改建了下水道。

同时期在人口集中的日本东京，每逢大雨过后，脏水积在低洼处，卫生状况恶化成为霍乱流行的原因。所以，日本在 1884 年建成了第一座现代化下水道（→第 1 册）。

了解更多！

世界下水道的历史

距今4000年前就已经有了下水道（→第1册）。当时的下水道是用砖垒的，一直延伸到河里。下面是14世纪以来主要的下水道历史。

1370 年前后　巴黎（法国）建成下水道。

1740 年前后　巴黎建成环状大下水道。

1848 年前后　汉堡（德国）建成下水道。

1858 年前后　芝加哥（美国）建成下水道。

1863 年前后　伦敦（英国）建成下水道。

1884 年前后　东京（日本）建成下水道。

（根据国土交通省都市·地域整备局下水道部网页）

传染病的流行与下水道的发展关系密切呀。

法国巴黎是在鼠疫大流行后的1379年前后建成圆顶的下水道。照片是巴黎下水道博物馆里看到的下水道。

照片：UNIPHOTO PRESS

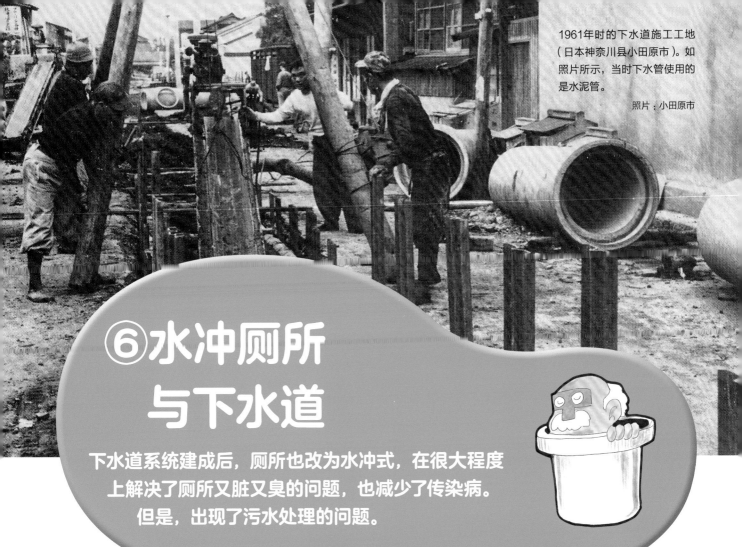

1961年时的下水道施工工地（日本神奈川县小田原市）。如照片所示，当时下水管使用的是水泥管。

照片：小田原市

⑥水冲厕所与下水道

下水道系统建成后，厕所也改为水冲式，在很大程度上解决了厕所又脏又臭的问题，也减少了传染病。但是，出现了污水处理的问题。

日本第一座污水处理厂

西方文明传来后，日本引进了公共卫生概念，1897年制定了《传染病预防法》。1922年又制定了《健康保险法》，逐步致力于公共卫生事业。在这种情况下，1922年，在东京建成了日本第一座污水处理厂（三河岛处理厂）。脏水经过处理后，变成净水流入河中。

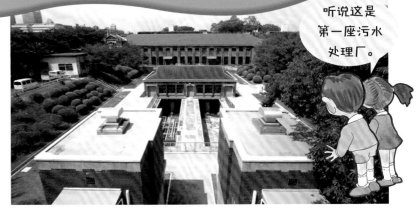

听说这是第一座污水处理厂。

三河岛处理厂（现在的三河岛水再生中心）里留有当年的红砖建筑物。

了解更多！

英国最早的污水处理厂

在日本建成第一座下水处理厂的8年前（1914年），英国已经建成了第一座运用"活性污泥法"的污水处理厂。活性污泥法，即利用微生物处理污水的方法。这种方法成为现代污水处理法的基础。

下水道的作用

1941 年，因战争原因，日本已无暇顾及公共卫生事业，整修下水道的工作也远远落在了后面。

日本在二战后经济快速发展，大约从 1955 年起，工厂等的排水严重污染了河湖水质。在这种情况下，日本政府 1960 年修改了下水道法，开始下力气整修下水道，在全国各地修建下水道。与此同时，还大力改建水冲厕所。

现在，日本各地都有污水处理厂。下水道的作用不仅使城市清洁，还把脏水收集起来处理成净水放回河里。另外，处理过的净水还可以作为厕所用水和工业用水等，得以再利用。

■水冲厕所冲掉的大便到哪儿去啦？

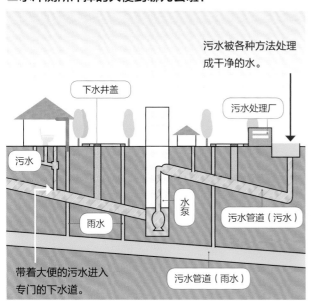

污水被各种方法处理成干净的水。

下水井盖

污水处理厂

污水

雨水

水泵

污水管道（污水）

带着大便的污水进入专门的下水道。

污水管道（雨水）

※ 汇集和运送污水的方法有两种，一种是把污水和雨水分别运送的"分流式"，另一种是一起运送的"合流式"。

了解更多!

处理污泥和利用污泥的方法

污水的去处是污水处理厂。在那里用含有微生物的泥巴（活性污泥）把污水处理干净，为此就会出现大量的含有污物的污泥。这些污泥脱水或燃烧后，按如下方法处理和利用。

● **填海造地：**
现在，大部分污泥用这种方法处理。

● **建筑材料：**
量不多。把加工燃烧过的污泥，做成轻量细粒的材料，用于生产轻重量水泥等建材。

● **肥料：**
有的地方政府用无臭发酵技术处理污泥做成肥料。

污泥可以变成这么多东西呀！

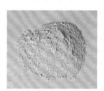

用燃烧过的污泥加工成的建筑材料（右），利用这种材料制成的水泥砖（下）。

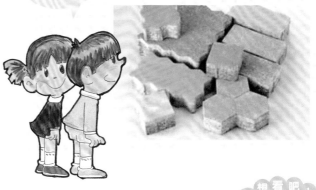

● **合流式与分流式**

想想看吧!

比较合流式与分流式时，认为合流式比较合理的人多，因为需要建造的下水道数量少。但是，下大雨时，大量雨水流进下水道，容易漫出来。

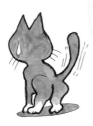

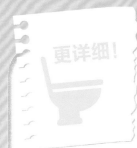

漫谈厕所

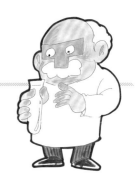

在这里，我们从5个角度来观察与厕所有关的环境问题和保健卫生问题吧。

①水冲式厕所没有缺点吗？

水冲式厕所可以干净顺利地冲走粪便，非常方便和清洁。比起那种扑通一下往坑里大便的厕所，不知强多少倍。在日本，无论是城镇还是农村，正在力争使所有水冲式厕所都与下水道相连。

但是，整修下水道费时费力，也存在各种问题。而且厕所大量用水本身就有问题，因为世界上还有许多人因为没有足够的饮用水而死去！

在日本，有的大型建筑的厕所开始使用雨水，虽然还不是多数。目前厕所基本上是使用自来水。

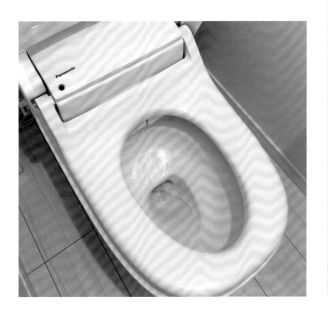

了解更多！

厕所节水

1975年之前，水冲式厕所每次冲净便池要用20升的水。近年来，随着环保意识的高涨，很多人希望购买减少用水量的节水型座便。现在，研制出了每次冲净大便只用3.8升水的产品。

■**冲净一次大便的用水量**

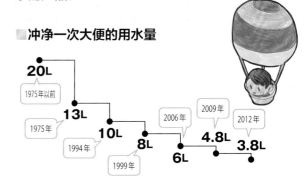

20L 1975年以前
13L 1975年
10L 1994年
8L 1999年
2006年 **6L**
2009年 **4.8L**
2012年 **3.8L**

出处：根据相关企业资料整理

● **水不好喝的原因**

想想看吧！

经常听到有人说："自来水不好喝。""我对自来水的安全不放心。"其实，理由之一与下水道有关。

编者注：自来水的水不来自厕所的下水道。饮用水的国家标准是比较高的，自来水洗菜后回收简单消毒、净化后成为中水，用于冲厕所和绿化。冲厕所的水只能进化粪池然后排走。

②海变黄了?

日本四周是海。以前,日本和许多国家一样,都把粪便扔到海里(→第1册),用船把城市的粪便运往大海丢弃。于是,蓝色的大海上飘起一片片黄色粪便,令人作呕,极不卫生!

这种状况逐渐成为国际性问题。1972年,通过了《防止倾倒废物及其他物质污染海洋条约》(伦敦倾倒公约)。日本接受伦敦倾倒公约,加强限制,于2002年起全面禁止了向海洋倾倒粪便的行为。

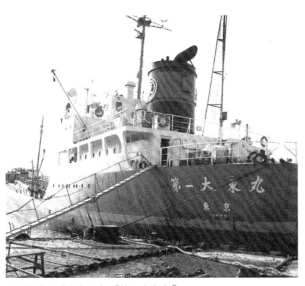

最后的大型粪便倾泻船"第一大东丸"。

③用《轻犯罪法》禁止

在日本,《轻犯罪法》禁止随地大小便。从前在日本,让小孩在院里或路上小便是习以为常的事。现在,偶尔也有男人站在外面小便。但是,在公共场所随地小便,是被处罚的行为。

●更为严格的法律

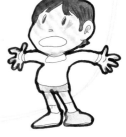

如果故意让别人的东西沾上大小便,则适用于《损坏物品法》。另外,在饮用水的水井等处大小便,适用于《污染净水法》。还有,在别人面前故意露出屁股,即构成公然猥亵罪。

我第一次听说!

④富士山的厕所

富士山在2013年被列入"世界遗产名录",理由是:"富士山不仅自古以来是日本人信仰的对象,也是一座孕育了艺术文化的大山。"

实际上,富士山在此前10年曾争取过列入"世界自然遗产名录"。但是,由于富士山的厕所脏乱差,污物外露,还有不少登山游客随地大小便,当时没有被选上。

为此,日本有关方面开始整修富士山上的厕所,在2006年基本上使所有的厕所与环境调和。尽管如此,仍然未能列入"世界自然遗产名录"。后来,有关方面改变了方针,强调富士山的文化价值,才被列入"世界遗产名录"。

未被选入自然遗产,当然不仅是厕所不完善的问题。

登山游客不守规矩，随地大小便等礼仪问题，也很严重（除了粪便，还有乱扔垃圾等问题）。

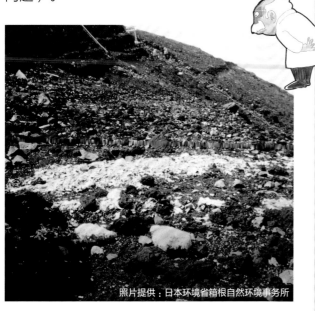

照片提供：日本环境省箱根自然环境事务所

从前富士山厕所的粪便直接流到山表面，用过的卫生纸原封不动留在山上，积攒多了看起来像一条白色的"河"。

⑤自然灾害时的厕所

阪神大地震（1995 年 1 月 17 日）和东日本大地震（2011 年 3 月 11 日）之后，凸显了避难所的厕所问题。避难所最优先的是安全问题，以及食物和水的问题，厕所问题只好放在其后。

避难所的厕所又脏又臭又暗，离睡觉的地方又远，很多人尽量憋着少上厕所。另外，临时搭建的大多是蹲式厕所，不少老年人说"膝盖不好，蹲不下去"，不得不憋着少去。但是，憋小便容易引起排尿障碍或膀胱炎等疾病，还会使高血压患者血压升高。憋大便会对健康产生不良影响。

看来，厕所问题是灾区不可轻视的大问题。

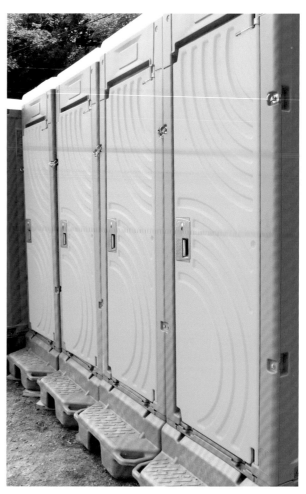

临时设置的厕所多为蹲式。污物容器在厕所下方，入口处有台阶，腿脚不好的人使用起来不方便。

● 灾区厕所的礼仪

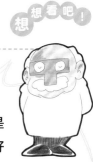

想想看吧！

憋着不上厕所，或是在室外随地大小便，哪个好呢？想想看，在灾区上厕所的礼仪是什么呢？

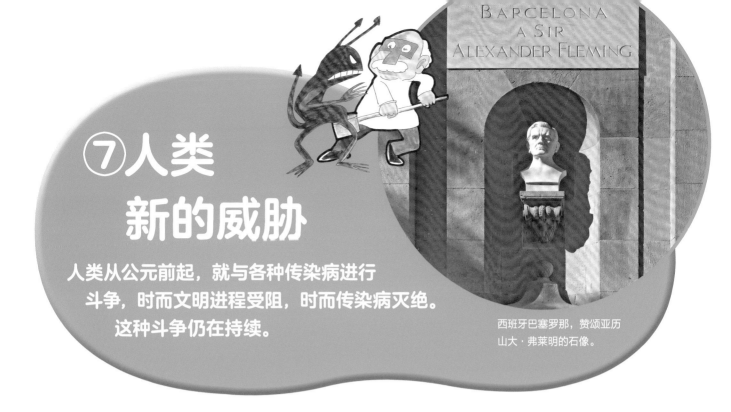

⑦人类新的威胁

人类从公元前起，就与各种传染病进行斗争，时而文明进程受阻，时而传染病灭绝。这种斗争仍在持续。

西班牙巴塞罗那，赞颂亚历山大·弗莱明的石像。

挑战传染病

曾经有许多传染病致人于死地，比如鼠疫、霍乱、天花、疟疾、结核，等等。在 17 世纪后期，荷兰的列文·虎克用自己制作的显微镜，首次观察到了微生物。19 世纪末，人们发现了比细菌更小的病毒实体，使人类得以对传染病进行更有力的斗争。

1928 年，英国微生物学家亚历山大·弗莱明从一种青霉菌中发现了第一个抗生素——青霉素。抗生素的发现，使得人类在克服细菌引起的疾病上，取得了巨大进步。

从前在日本，传染病死亡人数中排第一位的疾病是结核病，使用链霉素和其他抗结核药后，结核病已不是不治之症。1980 年，世界卫生组织（World Health Organization 简称 WHO）宣布消灭了天花。可以预见，由于人类在医学和公共卫生事业上的进步，希望不远的将来能够克服更多传染病。

新的威胁

有些传染病虽然一时被控制住，但是还会复发。比如在发达国家几乎灭绝了的结核病，目前每年在全世界仍有近 1000 万人发病，其中有 150 万人死亡。而且，艾滋病、埃博拉出血热、传染性非典型肺炎、新型冠状病毒肺炎等新发传染病不断出现，对人类构成了新的威胁。WHO 提出，控制新发传染病，是人类在 21 世纪一项重要的任务。

译者注：在抗结核治疗的过程中，一部分结核菌开始进化出耐药能力，在全球范围内又开始兴风作浪。

● 轻视流感？

想想看吧！

流感每年都在日本流行，自从奥司他韦、扎那米韦等药品被研制出来后，人们似乎觉得流感不那么可怕了。但是，像1918年大流感那样的世界性传染病，仍然有可能发生。请读者阅读本书和各种有关传染病的读物，掌握知识，认真防疫吧。

TOILET NO JIYU KENKYU <3>Unkotomodachi!?
Copyright © Kodomo Kurabu & Froebel-Kan Co., Ltd. 2016
First Published in Japan in 2016 by Froebel-kan Co., Ltd
Simplified Chinese language rights arranged with Froebel-kan Co.,Ltd., Tokyo,
through Bardon-Chinese Media Agency
All rights reserved.

Supervised by Shinyou Gesui Kenkyuukai
Edited by Kodomo Kurabu

图书在版编目（CIP）数据

如厕卫生课堂 / 日本 SHINYOU·GESUI 研究会主编；
日本儿童俱乐部编；唐亚明译 . —北京：人民卫生出
版社，2021.3

ISBN 978-7-117-31046-8

Ⅰ.①如… Ⅱ.①日…②日…③唐… Ⅲ.①废弃物
– 卫生管理 – 少儿读物 Ⅳ.①R124–49

中国版本图书馆 CIP 数据核字（2020）第 262704 号

图字：01-2020-6641 号

如厕卫生课堂
Ruce Weisheng Ketang

译　　者　唐亚明
出版发行　人民卫生出版社（中继线 010-59780011）
地　　址　北京市朝阳区潘家园南里 19 号
邮　　编　100021
E - mail　pmph @ pmph.com
购书热线　010-59787592　010-59787584　010-65264830
印　　刷　北京顶佳世纪印刷有限公司
经　　销　新华书店
开　　本　889×1194　1/16
总 字 数　137 千字
总 印 张　6
版　　次　2021 年 3 月第 1 版
印　　次　2021 年 3 月第 1 次印刷
标准书号　ISBN 978-7-117-31046-8
定价(全三册)　158.00 元

打击盗版举报电话：010-59787491　E-mail：WQ @ pmph.com
质量问题联系电话：010-59787234　E-mail：zhiliang @ pmph.com

55检

写在后面的话

厕所漫谈·下篇

杨振波

理学博士，联合国儿童基金会原水、环境卫生与个人卫生项目专家

在中国，厕所的发展一如其悠久的文明发展，反映了其时、其地、其人的需求重点。新中国成立之后，为了预防疾病，在城乡开展了轰轰烈烈的爱国卫生运动，管水、管粪是重要内容，并逐步形成了"五改"的保护人民健康的措施，即"改水井、改厕所、改畜圈、改炉灶、改环境卫生"。在以农业为主导且化肥不足的情况下，粪尿利用很普遍，大量的厕所是旱厕且不卫生。在城市化和工业化大发展时，卫生的水冲厕所开始建设。中国的厕所及规范化发展，尤其是在农村，随着我国加入联合国相关的公约、宣言、议程而得到革命性的进步。近年来，随着我国社会主要矛盾已经转化为"人民日益增长的美好生活需要和不平衡不充分的发展之间的矛盾"，厕所革命在媒体、社会逐渐展开，政府在投入上给与了极大重视，市场的供给侧在不断加强。

尽管如此，改厕的发展并不是很健康，实施的标准和办法还应更精准，群众的积极性还有待加强，还存在改后厕所不能用、弃用、不耐用、用不好等情况。通过多年的调查分析发现，阻碍厕所发展的瓶颈很多，包括普遍存在的公众对厕所的认识不充分，没搞清厕所的重要性、它的渊源以及未来的方向。厕所需要相关领域、相关部门协同规划发展。此外，传统上认为"厕所是个脏的地方"的观念根深蒂固，从而导致不重视，改厕、用厕、护厕并不能变成每个家庭、机构和个人的自觉行为。

厕所发展的历史就是一部经济、社会、政治、文化、生态文明的发展史，是地方史、国家史，也是世界史。全球化让各国、各民族能够互相沟通、学习，互相借鉴。由人民卫生出版社出版的、翻译自日本的这部《如厕卫生课堂》形象而生动地介绍了在人类社会不同时期、东西方厕所的发展过程，呈现了不同的画面，介绍了不同的人们对厕所的要求和习俗，尤其是厕所在日本的推陈出新及与世界其他地方的不同，别开生面，对中国目前的厕所革命很有启发。

面向未来，我对中国的厕所革命充满信心。我们的先人给我们留下了"天人合一"的思想，教导我们"一方水土养一方人"的道理。科学为我们提供了正确认识粪尿，包括其好处和坏处及处理方法。怀着对美好生活的向往，在开放学习和创新发展的态度下，努力普及厕所知识，做好全民特别是儿童的如厕养成教育，我们一定能实现厕所改造的可持续发展。

2021 年 2 月